改訂
チェアーサイドの
有病者歯科治療
ガイドブック

一般社団法人
熊本市歯科医師会
学術委員会 編

Dd デンタルダイヤモンド社

刊行にあたって

　平成6年に熊本市歯科医師会学術委員会が中心となって編集した「チェアーサイドの有病者歯科治療ガイドブック」の初版が、デンタルダイヤモンド社より刊行されました。

　同書は内容ができるだけ簡便で、わかりやすいことを目標に編纂し、おかげさまで多くの先生方から好評を得ることができました。

　初版から早いものであっという間に20年の年月が過ぎ去りました。

　その間に超高齢社会への移行が加速度を増し、疾病構造や、それに対する対処も短期間のうちに変化しているのが現状です。

　そこで、今回、本会学術委員会が中心となり内容をすべて見直し、現在の歯科医療に合うように編集を行いました。

　チェアーサイドで必要な情報が最低限得られるように、また読みやすさを重視して内容をなるべく簡素化するように努めました。なお、より詳しい専門的な情報は、それぞれの成書を参考にしてください。

　今日、さまざまな疾患をもって来院した患者を治療する機会が非常に増えてきております。

　本書が安全な日常臨床を行ううえでお役に立てれば幸いです。

　　　2015年1月

　　　　　　　　　　　　　　一般社団法人 熊本市歯科医師会 会長
　　　　　　　　　　　　　　宮本格尚

改訂 チェアーサイドの有病者歯科治療ガイドブック

CONTENTS

刊行にあたって ──────── 3

循環器系疾患 ▶▶▶

1. 高血圧症の患者が来院したとき ──────── 8
2. 狭心症の既往のある患者が来院したとき ──────── 10
3. 心筋梗塞の既往のある患者が来院したとき ──────── 12
4. 不整脈の患者が来院したとき ──────── 14
5. その他の主な循環器系疾患 ──────── 16
   - ■低血圧症 16　■過換気症候群 16　■迷走神経反射（脳貧血）16
   - ■先天性心疾患 16　■弁膜疾患 17　■ペースメーカー使用患者 18
   - ■脳卒中 18　❶脳梗塞 19　❷脳出血 19

代謝性疾患 ▶▶▶

1. 糖尿病の患者が来院したとき ──────── 20
2. その他の主な代謝性疾患 ──────── 23
   - ■骨粗鬆症 23　■甲状腺機能亢進症（バセドウ病）23

呼吸器系疾患 ▶▶▶

1. 気管支喘息・小児喘息の患者が来院したとき ──────── 24

消化器系疾患 ▶▶▶

1. 肝炎の患者が来院したとき ──────── 26
2. 胃炎、胃・十二指腸潰瘍の患者が来院したとき ──────── 28

泌尿器系疾患 ▶▶▶

1. 慢性腎臓病（CKD）の患者が来院したとき ──────── 29
2. 人工透析の患者が来院したとき ──────── 31

血液疾患 ▶▶▶

1. 白血病の患者が来院したとき ──────── 33
2. 血友病の患者が来院したとき ──────── 35

免疫・アレルギー疾患 ▶▶▶

1. 慢性関節リウマチ（RA）の患者が来院したとき ── 36
2. 薬物アレルギーの患者が来院したとき ── 38
3. 金属アレルギーの患者が来院したとき ── 39
4. その他の主な免疫・アレルギー疾患 ── 40
   - ■シェーグレン症候群 40　■接触皮膚炎（かぶれ）40
   - ■食物アレルギー 41　■アトピー性皮膚炎 41
   - ■アレルギー性鼻炎 41　■掌蹠膿疱症 41

感染症 ▶▶▶

1. 梅毒の患者が来院したとき ── 42
2. HIV感染症／AIDSの患者が来院したとき ── 44

精神・神経疾患 ▶▶▶

1. うつ病 ── 46
2. パニック障害 ── 46
3. てんかん ── 47
4. 自閉症 ── 48
5. 脳性麻痺 ── 49
6. 認知症・アルツハイマー病 ── 49
7. パーキンソン症候群 ── 50

妊婦・授乳婦 ▶▶▶

1. 妊婦や授乳期の患者が来院したとき ── 51

口腔関連疾患 ▶▶▶

1. 周術期がん治療中の患者が来院したとき ── 53
2. 舌痛症の患者が来院したとき ── 56
3. 口腔乾燥症の患者が来院したとき ── 57

4．ビスホスホネート製剤を服用中の患者が来院したとき ──── 58
5．摂食嚥下障害の患者が来院したとき ──── 61

鼻腔の病気 ▶▶▶

1．副鼻腔炎の患者が来院したとき ──── 64

付録 ▶▶▶

1．一次救命処置（BLS）の手順 ──── 66
2．一次救急医薬品とその使い方 ──── 67
3．誤嚥・気道内異物の対処 ──── 68
4．歯科麻酔薬の使用上の注意点 ──── 69
5．出血と局所止血の方法 ──── 70
6．血液検査の読み方とその意味 ──── 71
7．出血傾向がある場合の対応 ──── 74
8．投薬注意薬剤 ──── 76

参考文献 ──── 77
索引 ──── 78

イラスト：さとう有作

▶▶▶ 改訂

チェアーサイドの
有病者歯科治療
ガイドブック

循環器系疾患

1. 高血圧症の患者が来院したとき

▶ 歯科医師として知っておきたいこと

1) 本態性高血圧（80%が家族性にみられる）か、二次性高血圧（腎機能、甲状腺機能、下垂体ホルモンの異常）かを患者が知っているか。一般的に本態性高血圧のほうが多い（約90%）。
2) 収縮期血圧140mmHg、拡張期血圧90mmHg以上が高血圧（拡張期血圧が高いほうが問題となりやすい）。
3) 健康な人で約±50mmHgの日内変動がある。高血圧症の人はさらに変動が大きい。
4) Ⅲ度高血圧の患者の歯科治療は注意深く行う（表❶）。

▶ 患者に聞くこと

1) 最近の血圧はどのくらいか、血圧上昇時の患者自身の対応策。
2) 通常どおりに降圧剤を服用しているか（人によっては1回服用しなかっただけで大きく変動することあり）。
3) 最近の自覚症状（めまい、頭痛、呼吸のみだれ、動悸、息切れ、顔・足のむくみ）はどうか。

▶ 主治医に聞くこと

1) 他の合併症はないか（腎障害、白内障、左室肥大、心不全、脳血管障害、糖尿病、時に褐色細胞腫など）。
2) 重症度はどうか（脳、心臓、腎臓への影響はどうか。脳出血、脳梗塞などを起こす心配はないか）。
3) コントロールされているか。
4) 内服薬はどんな系統のものか（利尿薬、カルシウム拮抗薬：アンギオテンシンⅡ受容体拮抗薬［ARB］、ACE阻害薬、β遮断薬）。

▶ 検査値の読み方（表❶）

1) 140mmHg以上（収縮期血圧）90mmHg以上（拡張期血圧）が高血圧。正常値は130mmHg/85mmHg未満。

表❶ 高血圧症の分類 (mmHg)

血圧の分類	収縮期血圧		拡張期血圧
至適血圧	＜120	かつ	＜80
正常血圧	＜130	かつ	＜85
正常高値血圧	130〜139	または	85〜89
Ⅰ度高血圧	140〜159	または	90〜99
Ⅱ度高血圧	160〜179	または	100〜109
Ⅲ度高血圧	≧180	または	≧110
(孤立性)収縮期高血圧	≧140	かつ	＜90

(『高血圧治療ガイドライン2009』)

2) 治療目標としては140mmHg/90mmHg未満にコントロールする。原則として血圧が高く、頭痛、心悸亢進などの自覚症状が強かったり、血圧が180mmHg/110mmHg以上で、コントロールされていなければ歯科治療は見合わせる。

▶ 歯科治療上の注意点

1) 治療前には患者をリラックスさせ、必ず血圧測定を行う。
2) 局所麻酔使用時には降圧療法の実態を把握し、急激な血圧上昇（25〜50mmHg）に伴う諸症状を生じないようにする。
3) 血圧が上昇すると易出血性となる。
4) その日の降圧剤の服用の確認を行う。コントロールが悪いときは、シタネスト-オクタプレシン®またはスキャンドネスト®を使用する。
5) アドレナリン含有麻酔薬は注意して使用する。
6) 脈拍が90回/分以上であれば、心臓の酸素消費量が上がっているので少しの間休んでもらうとよい。
　→**狭心症を疑う**（➡P.10参照）
7) 激しい頭痛、嘔吐、意識がなくなったりしたときには、脳卒中が考えられるのでバイタルサインをチェックし、必要があれば気道確保などの救急処置を行い、安静にして救急車を呼ぶ。
　→**脳出血を疑う**（➡P.19参照）
8) アダラート®などのカルシウム拮抗薬を長期間服用していると、歯肉増殖を認めることがある。

循環器系疾患

2. 狭心症の既往のある患者が来院したとき

▶ 歯科医師として知っておきたいこと

1) 本疾患の重症度を把握する→カナダ心臓血管学会（CCS）の狭心症の重症度分類に準じて重症度を判定する（**表❷**）。
2) 安定型狭心症と不安定型狭心症の鑑別→不安定型狭心症で心負荷のかかる歯科処置は、緊急性がある場合は病院歯科または大学病院歯科に紹介する。緊急性がない場合は安定するまで延期する。
3) 歯科治療に対する強度の不安と恐怖心があると発作を起こしやすい。
4) 発作を繰り返している患者は、心筋梗塞へ移行する可能性がある（7～20％）。
5) 発作時に投与するニトログリセリン舌下錠はあるか（予防投与可）、O_2吸入、点滴静注、場合によっては心電計の準備が必要。

▶ 患者に聞くこと

1) 発作はいつ、どのような状況で起きたか。その症状と頻度、持続時間、治療内容はどうか。合併症（弁膜疾患、高血圧症など）はないか。
2) 心不全（せき、痰、息切れ、夜間胸内苦悶など）、心筋梗塞の有無。あれば専門医へ診察依頼。
3) ニトログリセリンを持参しているか（有効期限をチェック）。

▶ 主治医に聞くこと

1) 最近の患者の状態と合併症の有無、安定型か不安定型か。
2) 投与されている薬は何か。コントロール状態はよいか。
3) 抜歯などの処置に伴う局所麻酔薬（アドレナリン添加は一般的に禁忌である）の使用、あるいは精神的ストレスに患者が耐えられる状態か。
4) 運動負荷試験の結果と抗血小板薬療法の有無。

▶ 検査値の読み方

1) 血圧測定：高血圧症の有無（140/90mmHg↑）。
   脈の測定：頻脈100回以上/分、徐脈60回以下/分、不整脈の有無。

表❷　カナダ心臓血管学会（CCS）の狭心症の重症度分類

Ⅰ度.	日常の身体活動では狭心症状は起こらないもの。たとえば歩行、階段を昇るなど
Ⅱ度.	日常生活にわずかな制限のあるもの。早足歩行や急いで階段を昇るときに狭心症状が起こる
Ⅲ度.	日常生活にあきらかに制限のあるもの。安静時には快適であるが、日常の軽い身体活動でも疲労、動悸、息切れ、狭心症状が起こる。1～2ブロック（50～100m）の平地歩行や階段を普通のペースで昇っても狭心症状が起こる
Ⅳ度.	身体的活動を制限せざるをえないもの。不快感なしに日常生活ができず、安静時でも狭心症状が起こる

2）心電図：発作時にST波上昇または下降、T波の逆転あるいは平坦化、発作時以外は正常に近いことが多い。

▶ 歯科治療上の注意点

1) 予防的にはカルシウム拮抗薬（アダラート®）の内服、経皮吸収ニトログリセリン製剤（フランドールテープ®）を貼付する。血圧低下などに注意。常にバイタルサインをチェックする。

2) 疼痛刺激、精神的緊張、アドレナリン添加局所麻酔薬の投与により急性発作を起こす可能性あり。シタネスト-オクタプレシン®またはスキャンドネスト®を使用する。発作時の症状として、一過性の前胸部の胸痛があり、圧迫感、重圧感を伴い、左肩、腕、下顎に及ぶ放散痛を訴える。局所麻酔薬使用時にはゆっくり投与、頻脈に注意。

3) 発作時には治療を中止し、安静にしてニトログリセリン錠、硝酸イソソルビド（ニトロール®）を舌下に投与する（酸素吸入有効）。

4) 5～10分以上の発作症状が続く場合、もしくはニトログリセリンなどを2～3錠投与しても胸痛が軽減しない場合は、心筋梗塞を疑い、救急車を要請する。症状悪化や意識消失の際は一次救命処置を行う（➡P.66参照）。

循環器系疾患

3. 心筋梗塞の既往のある患者が来院したとき

▶ 歯科医師として知っておきたいこと

1）心筋梗塞は、冠状動脈に閉塞が起こり、心筋の壊死が生じているので、病状としては重篤である。
2）発作が起きたら致命的になることが多い（発作後1〜4時間で50〜60%が死亡）。
3）本疾患の重症度を把握する→ニューヨーク心臓協会（NYHA）による心機能分類（表❸）に準じて重症度を判定する。
4）歯科治療は、一般的に発作後6ヵ月以内は禁忌（約17%に再梗塞）。しかし、発症直後に適切な治療が行われ、全身状態良好な症例では6ヵ月以内でも一般的な歯科治療は可能。

▶ 患者に聞くこと

1）発作は、「いつ」、「どのような状況」で起きたか。そのときの治療内容はどうか。
2）最近の体調、とくに前駆症状としての狭心痛がなかったか。
3）日常生活の活動能力と障害の有無やその程度はどうか。
4）基礎疾患の有無とコントロールの状態はどうか。
5）合併症はないか。
6）服薬の状況、種類はどんなものか。

▶ 主治医に聞くこと

1）検査で発見されたか。発作後に発見されたか（重症度が違う）。
2）服薬の種類は？
   降圧剤の種類、抗凝固薬（ワーファリン®、イグザレルト®など）、抗血小板薬（バイアスピリン®、プラビックス®など）
3）局所麻酔薬（アドレナリン添加）の使用は可能か。

▶ 検査値の読み方

1）高血圧症：140/90mmHg↑、不整脈：脈の欠滞が5回／分以上あれば危険なことが多い。

表❸　ニューヨーク心臓協会（NYHA）による心機能分類

Ⅰ度.	身体的活動を制限する必要のない心疾患者
	日常の身体活動では疲労、動悸、息切れ、狭心症状は起こらない
Ⅱ度.	身体的活動を軽度ないし中等度に制限する必要のある心疾患者
	日常の身体活動で疲労、動悸、息切れ、狭心症状が起こる
Ⅲ度.	身体活動を中等度ないし高度に制限する必要のある心疾患者
	安静時には快適であるが、日常の軽い身体活動でも疲労、動悸、息切れ、狭心症状が起こる
Ⅳ度.	身体的活動を制限せざるをえない心疾患者
	安静にしても心不全症状や狭心症状が起こり、少しでも身体活動を始めようとすると不快感が増強する

2）心電図：ST波の上昇、T波の逆転あるいは平担化。
3）PT-INR値：3以下であれば外科処置は可能（⇒P.75参照）。

▶ 歯科治療上の注意点

1）不安、恐怖心を取り除く（頻脈になると発作を起こしやすい）。
2）予防的にはカルシウム拮抗薬（アダラート®）の内服、または経皮吸収ニトログリセリン製剤（フランドールテープ®）を貼付する。
3）手際のよい手術、処置、局所止血に心がける。
4）心電計、血圧計、パルスオキシメーターによる脈やSpO$_2$（酸素飽和度）などのモニタリングを心がける。
5）抗凝固薬を服用している場合は、可能な限り継続下で観血的処置を行う。しかし、埋伏歯や難抜歯など後出血が予想される処置では、主治医に対診し、患者の病態を十分に把握したうえで観血的処置に移行する。
6）発作時にはニトログリセリン舌下錠の投与、救急蘇生、点滴確保を行い、救急車を呼ぶ。
7）アドレナリン添加局所麻酔薬が使用できない場合は、シタネスト-オクタプレシン®またはスキャンドネスト®などの使用を考える。
8）投薬の際は、ワーファリン®の作用に影響を及ぼす薬剤があるので注意する。

循環器系疾患

4. 不整脈の患者が来院したとき

▶ 歯科医師として知っておきたいこと

1）器質的心疾患（狭心症、心筋梗塞、弁膜疾患）や基礎的疾患（高血圧症、糖尿病、甲状腺機能異常）を合併しない不整脈はリスクが低い場合が多く、歯科治療も比較的安心して行えるが、逆にこれらの疾患がある場合はリスクは高くなる。
2）不整脈の種類によって症状が異なる。
3）歯科治療時に発現する代表的な不整脈は、
　①頻脈（洞性頻脈、発作性上室性頻脈症）
　②徐脈（洞性徐脈）
　③期外収縮（上室性、心室性）
　④心房細動、など。

▶ 患者に聞くこと

1）どのような不整脈か。薬の服用の有無。症状発現時の患者自身の対応策。
2）脈が途切れたり、遅くなって失神することはないか、逆に動悸がして脈が速くなり気分が悪くなったことはないか。
3）糖尿病などの全身疾患の有無と程度はどうか。
4）ワーファリン®などの抗凝固薬の処方があるか。

▶ 主治医に聞くこと

1）どのような不整脈か。重症度はどうか。基礎疾患およびコントロールの状態も含めて。
2）心臓疾患（とくに弁膜疾患や虚血性心疾患）がないか。
3）アドレナリン添加局所麻酔薬の使用の可否。

▶ 検査値の読み方

1）1分間に5回以上脈が途切れるときは要注意。また3秒以上の欠滞は緊急を要す。
2）頻脈（100回↑／分）、徐脈（徐脈性不整脈：40〜50回↓／分）は要注意。

▶ 歯科治療上の注意点

1）不安感、ストレスをなくす。
2）循環器系に負荷のかからない歯科処置（局所麻酔が不要な保存・補綴処置など）は、ほとんど可能。
3）局所麻酔薬の選択に注意する。第一選択はスキャンドネスト®、病状にもよるが、シタネスト-オクタプレシン®や、十分に時間をかければアドレナリン添加キシロカイン®でも使用できる可能性がある。
4）治療中に発作が起こったら、治療を中止し、酸素吸入、安静を保つ。
5）リスクの高い患者の歯科治療には心電計が必要。脈や血圧のモニタリングは必須で、常時バイタルサインのチェックを行う。

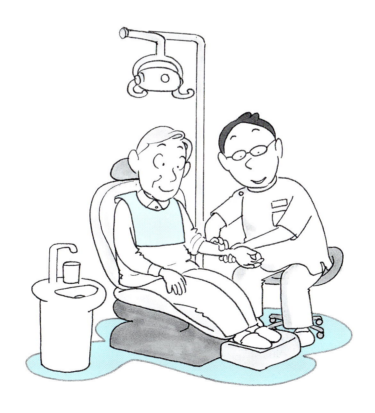

5. その他の主な循環器系疾患

低血圧症

　低血圧症とは、収縮期血圧が100mmHg以下を示す場合をいう。本態性低血圧（家族性や原因不明）か、二次性低血圧（特定の原因疾患による）かを術前に把握して対応する。
1）体位の変換はゆっくり行う（立ちくらみ、起立性低血圧）。起立性低血圧では、水平位の治療体位から急に起立させると、めまい、失神などを起こすので、座位にして1～2分安静にしてから、ゆっくり起立位にする。
2）術後に、悪心、嘔吐、目まいなどのないことを確認する。

過換気症候群

　強い不安がその原因となる場合が多い。症状は異常に速く浅い呼吸であり、目まい、頭痛、嘔気、手足や口のまわりの知覚異常、手足のテタニー（痙直）がみられるが、血圧は下降しないのが最大の特徴である。発作時に、患者は混乱しているので、「死ぬことはない」などと不安をおさえ、ゆっくり呼吸をするように指導することが重要（表❹）。

迷走神経反射（脳貧血）

　デンタルショックともいう脳の血液循環が悪くなって起こる脳の機能障害。恐れ、痛みが誘因となることが多い。顔面は蒼白、嘔気、頻脈→徐脈、瞳孔が開き、呼吸が速くなり、悪化すれば、意識消失となる。対処としては、頭を下げて寝かせる、足を枕などで上げる、衣服をゆるめる、嘔気があれば顔を横に向けるなどが重要である。意識が回復しないときは、硫酸アトロピンの静注または筋注が必要となる（➡P.67参照）。適正な処理がなされないと二次性ショックを引き起こし、生命への危険を伴う（表❹）。

先天性心疾患

　その異常部位、疾患によりさまざまな症状を呈す。必ず主治医に現在の状態（NYHA心機能分類［➡P.13表❸参照］）について相談し、歯科治療にあたっては心不全や肺高血圧症や不整脈、チアノーゼの有無に注意。酸素吸入、心電計、

表❹　過換気症候群と迷走神経反射の鑑別診断（酸素吸入をするかどうか）

	過換気症候群	迷走神経反射（脳貧血）
機序	血中のCO_2濃度の低下による	脳の血液循環が悪くなり機能障害が起こる
誘因	強い不安（心身症である）	精神的ストレス、恐れ、肉体的痛み
呼吸	速深（切れ目がない）	小浅（あくび）
意識	正常〜やや混乱 消失することはない	正常→無関心→消失
表情	不安げ	無欲状態
顔色	不変	蒼白
血圧	正常、やや上昇	低下
脈拍	頻	頻→徐
筋	緊張増大、手足のけいれん	弛緩
自覚症状	めまい、頭痛、嘔気、手足や口の周りの知覚障害	嘔気
性別	女性に多い	やや男性に多い
危険度	生命への危険度少ない	放置すれば危険を伴う
処置	落ち着かせゆっくりと腹式呼吸を行う	水平位で足を挙上させ、血圧測定を頻回に行う

点滴静注、血圧計の準備が必要。

　とくに、感染性心内膜炎に対する予防は重要である（主治医の指示による抗菌薬の術前・術後投与は必須）。心内膜炎の症状発現までには潜伏期間があるので、術後の経過観察が重要となる。

　局所麻酔薬の選択は、NYHA心機能分類に準じて注意深く行う。抗凝固薬を使用している場合、観血処置後の出血に注意。

弁膜疾患

　歯科治療にあたっては、心不全の有無、程度、不整脈の有無、種類をはじめ糖尿病、高血圧、腎機能障害などの合併症に注意する。観血処置（スケーリング含む）においては、まず感染性心内膜炎の予防が重要である。人工弁置換術を受けている患者は容易に感染性心内膜炎を続発させるので、主治医の指示による抗菌薬の術前・術後投与が必須である。抗血栓療法下においても、ほとんどの観血的処置は抗血栓療法を継続したまま可能である。中止したり減量しなければならない場合は、主治医と相談する。局所麻酔薬の選択に注意する。さらに、ワーファ

リン®、アスピリン®などの抗血栓薬を使用しているので、術後の出血に注意（ワーファリン®の場合、PT-INR値を参考［➡P.75参照］）。

■ ペースメーカー使用患者

徐脈性不整脈の患者がペースメーカーを用いている。歯科治療時、電気メスは使用できないが、それ以外の歯科器械は完全にアースがなされ、絶縁状態であるならば使用は可。ペースメーカー使用の患者かどうかが問題ではなく、ペースメーカーを装着した基礎疾患のコントロール状態、抗血栓療法の有無、合併症の有無などの確認が重要である。

■ 脳卒中

脳卒中とは、脳血管が原因となり、突然、意識障害や中枢神経の障害を起こす疾患で、以下のように分類される。
①脳血管が詰まることによる虚血性脳卒中（脳梗塞、一過性脳虚血発作）。
②脳血管からの出血による出血性脳卒中（脳出血、くも膜下出血）。

現在、日本における脳卒中患者数は約150万人とされ、その割合は脳梗塞が約75%、脳出血が約15〜20%、くも膜下出血が約5〜10%とされている（図❶）。また脳卒中は寝たきりの原因の約3割近くを占めている。

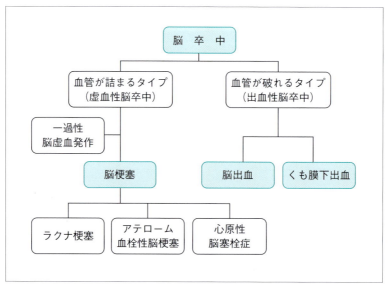

図❶　脳卒中の分類（『歯科医院のための全身疾患医療面接ガイド』より引用改変）

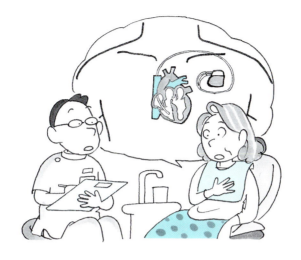

1 脳梗塞

1）高血圧、心疾患、糖尿病が脳梗塞のリスクファクターとして挙げられているので、既往のある患者は主治医と密に連絡をとり、発症時期と現在の症状（とくに血圧の変動、意識や麻痺の程度、ADL［日常生活動作］、摂食・嚥下障害）について確認する。

2）とくに、抗凝固薬を投与されている患者は止血困難となり得るので注意（PT-INR値を参考［→P.75参照］）。

3）嚥下障害が認められる場合があるので、スケーリングや形成、印象採得時などには誤嚥に注意する。

4）歯科治療は一般的に発症後6ヵ月経過して行うのが通説になっている。その間は、口腔清掃、口腔ケアに留意する。

2 脳出血

1）背景に高血圧症があるので、主治医に重症度、回復状況、血圧コントロールを確認する。歯科治療を行う前には血圧測定を行う。

2）麻痺を伴っているので誤飲、誤嚥に注意（エンド、注水時、印象採得時）。

3）高血圧症を合併している場合は、アドレナリン含有局所麻酔薬の使用は原則禁忌である。

4）投薬については、基礎疾患、合併疾患のために多種類の薬剤を服用している可能性があるので、重複しないよう主治医と情報交換する。

代謝性疾患

1. 糖尿病の患者が来院したとき

▶ 歯科医師として知っておきたいこと

1) インスリンというホルモンの分泌が不足したり、その作用が弱かったりするために、血糖値が上昇する病気である。
2) 合併症（高血圧、虚血性心疾患、脳血管障害など）が多い疾患である。
3) 糖尿病性網膜症、糖尿病性腎症、糖尿病性神経障害を三大合併症という。
4) 軽度の場合、運動療法、食事療法を行っている。
5) 経口治療薬使用者は軽症〜中等度、インスリン注射中の患者は重症と考えられる。
6) アセトン臭（甘ずっぱい口臭）がする。
7) 血糖値が、低くなっても高くなっても、症状が出ることがある（**表❺**）。

▶ 患者に聞くこと

1) 罹病期間はどのくらいか（長い程要注意）。
2) 空腹時血糖（FBS）値は。HbA1c値は（知らない人は病識が浅いためにコントロールが悪い場合が多い）。
3) 1日の摂取カロリーは
   （普通1日のカロリー1,500kcal以内、1,100kcal以下は重症）。
4) 血糖降下剤を正しく服用しているかどうか。
5) インスリンを正しく使用しているか。
6) 低血糖発作の経験は。また、そのときはどうするのか。

表❺　血糖性昏睡の比較

高血糖性昏睡	低血糖性昏睡
緩徐な意識消失	急速な意識消失
筋緊張低下	筋収縮、痙攣、興奮
嘔吐（＋）	嘔吐（−）
アセトン臭（＋〜±）	アセトン臭（−）
呼吸障害あり	呼吸障害なし
皮膚乾燥著明	発汗、皮膚湿潤

表❻　コントロールの評価とその範囲

指標	優	良	可		不可
			不十分	不良	
HbA1c値（％）（NGSP値）	6.2未満	6.2～6.8	6.9～7.3	7.4～8.3	8.4以上
空腹時血糖（mg/dL）	80～110未満	110～130未満	130～160未満		160以上
食後2時間血糖値（mg/dL）	80～140未満	140～180未満	180～220未満		220以上

※2012年4月よりJDS値からNGSP値へ

▶主治医に聞くこと

1）血糖値コントロールの状況、重症度は。
2）合併症の有無。

▶検査値の読み方

　2010年5月に、糖尿病治療ガイドラインが11年ぶりに改定され、HbA1cが診断基準に追加された（表❻）。

1）尿糖：正常値（−）。（+）のときは血糖値160～180mg/dL以上を示しているので要注意。
2）血糖：正常値［空腹時］110mg/dL未満、［食後2時間値］140mg/dL未満。
3）糖尿病の診断は、空腹時126mg/dL以上、75g経口糖負荷試験2時間値200mg/dL以上、HbA1c6.5％以上。
4）血糖コントロールの良否はHbA1cで判定する（過去1～2ヵ月の血糖値の平均値を表す）。現在、合併症予防のための目標をHbA1c7.0％未満とする。

▶歯科治療上の注意点

1）糖尿病の6番目の合併症として歯周病があげられている。
2）歯周病の急性発作・歯性感染症の難症例になりやすい。
3）自律神経失調により治療中に血圧の変動が起こりやすい。
4）キシロカインは影響ないが、アドレナリンは血糖値を上げるので、時間をかけて局所麻酔を行う。
5）空腹時の処置は低血糖になっているので避ける。処置後、食事不十分のため低血糖になりやすいので要注意。症状としては気分不良、顔面蒼白、冷汗、動悸、手指のふるえ、脱力、意識低下。血糖値が70mg/dL以下を示す場合は糖分（ペットシュガー、ジュース）を摂取させる。改善されなければ20％糖を静注する。

6）観血的処置はHbA1c 8.0％以下、空腹時140mg/dL以下で行うことが望ましい。それ以上については主治医に相談する。
7）易出血性・易感染性である。
8）創傷治癒が遅れる。

熊本宣言2013
―あなたとあなたの大切な人のために Keep your A1c below 7%―

　日本糖尿病学会は、第56回日本糖尿病学会年次学術集会にて「熊本宣言2013」を発表いたしました。
　これは、多くの糖尿病患者における血糖管理目標値を【HbA1c 7%】未満とし、日本糖尿病学会が、これからも糖尿病発症予防に尽力するとともに、より良い血糖管理などを通じて糖尿病の合併症で悩む人々を減らすための努力を惜しまないことを宣言するものです。

熊本宣言2013

日本糖尿病学会は、糖尿病の予防と治療の向上に取り組んでいます。糖尿病は、放置すると、目・腎臓・神経などに合併症を引き起こします。また、脳梗塞や心筋梗塞などの動脈硬化症も進行させます。
糖尿病となった方が健康で幸福な寿命を全うするためには、早期から良好な血糖値を維持することが重要です。
血糖の平均値を反映するHbA1c（ヘモグロビン・エイワンシー）を7％未満に保ちましょう。

あなたとあなたの大切な人のために
Keep your A1c below 7%

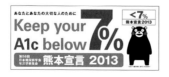

2013年5月16日　熊本にて
第56回 日本糖尿病学会年次学術集会
　　　会長　荒木栄一

代謝性疾患

2. その他の主な代謝性疾患

■ 骨粗鬆症

　骨形成速度よりも骨吸収速度が高いことにより、骨に小さな穴が多発する症状をいう。背中が曲がることに現れる骨の変形、骨性の痛み、さらに骨折の原因となる。骨折は一般に強い外力が加わった場合に起こるが、骨粗鬆症においては、日常生活程度の負荷によって骨折を引き起こす。

　治療方法は、性別、月経の有無によって異なる。破骨細胞の活動を抑制するビスホスホネート製剤、活性型ビタミンD、ビタミンK、カルシウム製剤の投与や、SERM、エストロゲン、遺伝子組換えヒトPTH1-34（テリパラチド®）の投与が行われる。エストロゲンの投与は乳がんの発生率を高める副作用がある。SERM（ラロキシフェン®、バゼドキシフェン®）は閉経後女性にのみ有用である。

　男性には、SERM、エストロゲンは投与されない。

※ビスホスホネート系薬剤関連顎骨壊死：BRONJ（➡P.58参照）

■ 甲状腺機能亢進症（眼球突出がある場合にはバセドウ病）

　甲状腺分泌ホルモン（T_3、T_4）の分泌過剰で、基礎代謝率が高く、多汗、手のふるえ、精神不安、頻脈が認められる。正常値は、

甲状腺刺激ホルモン（TSH）　　　：0.34 ～ 4.04 μIU/mL
遊離トリヨードサイロニン（FT_3）：2.36 ～ 5.00 pg/mL
遊離サイロキシン（FT_4）　　　：0.88 ～ 1.67 ng/dL

▶ 歯科治療上の注意点

1）できるだけ内科的に甲状腺機能をコントロールしてから治療を行うほうがよい。
2）アドレナリン添加の局所麻酔薬は要注意。シタネスト-オクタプレシン®あるいはスキャンドネスト®を使用する。
3）甲状腺機能亢進症患者の1～2％が、甲状腺クリーゼになると報告されており、治療しなければ致死率は50～90％である。また、早期治療しても死亡率は20～30％と高い。

呼吸器系疾患

1. 気管支喘息・小児喘息の患者が来院したとき

▶ 歯科医師として知っておきたいこと

1）気道が何の前ぶれもなく突然閉塞して呼吸困難に陥る疾患である。また、アトピー型（小児発症喘息の9割）、感染型（中高年発症のほとんど）がある。
2）好発時期は季節の変わり目、とくに春先や初秋が多い。また、喘息発作時は低酸素症になっており、パルスオキシメーターによるモニターは有効。
3）ステロイド剤使用の可能性がある。ステロイド剤が6ヵ月以内に長期投与されていれば副腎皮質機能の低下が考えられるのでショックや治癒不全、感染を起こしやすい（易感染性）危険性がある。
4）気管支拡張薬のなかには、β_2アドレナリン受容体刺激薬といわれるものがあり、この副作用として頻脈がある。歯科治療に対する精神的緊張や局所麻酔薬に含有されたアドレナリンにより、頻脈を助長することがあるので注意を要する。

▶ 患者に聞くこと

1）アレルゲンは何か。また、既往歴（アスピリン喘息、小児喘息、アトピー、アレルギー性鼻炎、薬剤アレルギーの有無）、家族歴についても問診する。
2）発作時に使用する携帯薬の確認（喘息発作時の吸入剤：テオフィリン、気管支拡張剤など）。また、発作時に治療を受けているのか。
3）喘息発作が起きたとき、自分なりの対処法を知っているか。
4）現在の喘息発作の程度と、起きやすい時期があるか。

▶ 主治医に聞くこと

1）患者の喘息の症状、経過ならびに重症度。
2）症状発現時の処置と、使用薬の確認（とくにステロイド剤）。
3）アレルギー体質の有無（抗菌薬、鎮痛薬、消炎薬などに対する反応はどうか）。
4）ステロイド服用者におけるステロイドカバーの必要性について。

▶ 検査値の読み方

1）IgE値の上昇（正常値：170 IU/mL 以下）、好酸球の上昇（正常値：5％以下）。

2）アレルゲンテスト（ハウスダストなど）、パッチテスト（陰性なら反応なし、紅斑、水疱、かゆみがあれば陽性）。

▶ 歯科治療上の注意点

1）できれば、喘息症状のない時期に治療するようにしたほうがよい。
2）患者に対してストレスを与えない（ストレスは喘息発作の誘発因子）。
3）治療時には、発作時に使用している喘息治療薬を持参してもらう。
4）気道過敏性の亢進により、長時間の開口、口呼吸、バキューム吸引などによる口腔内乾燥や、タービンの水、切削片は発作を誘発することがあるので、治療時にはときどきうがいをさせる。
5）水平位（横隔膜が上がる）で苦しければチェアーを起こす。
6）アスピリン喘息（アスピリンに代表される非ステロイド性抗炎症薬［NSAIDs］により誘発される気管支喘息）：喘息患者の10％程度にアスピリン喘息が存在する。喘息発作が起こる成人患者で、鼻ポリープ、難治性気管支喘息、とくにステロイド依存症例、鎮痛薬過敏症、鼻閉や嗅覚異常のある場合は、アスピリン喘息を疑う。NSAIDsのなかでも、酸性のNSAIDs（ボルタレン®、ロキソニン®など）で起こりやすく、塩基性のNSAIDsでは起こりにくい。できればアセトアミノフェン（カロナール®など）、サリチルアミド、メピルゾール、塩酸チアラミド（ソランタール®）などを第一選択とする。
7）ステロイド剤服用者では、易感染性に傾いているのでステロイド剤と抗菌薬を併用して治療するほうが安全な場合もある。ただし、マクロライド系、ニューキノロン系抗菌薬はテオフィリン濃度を上昇させるため、できれば投薬しない。また、ステロイド服用者の外科処置の場合、2～3日前からステロイドの増量を要することがあるので、内科主治医と相談する（ステロイドカバー）。
8）治療中に喘息発作が起こったら
　小発作時：呼吸しやすい姿勢（起座位）をとらせ、水を飲ませる。腹式呼吸をさせる。携帯している吸入薬を使用させる。
　中発作時：呼吸困難時は酸素吸入（1～2L/分）。内科医へ連絡。
　大発作時：もし重篤な喘息発作が起きたら、座位にして酸素吸入（5L/分）を行い、ステロイド薬、アミノフィリン5～6mg/kg、β_2受容体刺激薬などの気管支拡張薬を投与しながら、早急に病院へ搬送する。
9）キシロカイン®（アドレナリン添加でも）は使用可。

消化器系疾患

1. 肝炎の患者が来院したとき

▶ 歯科医師として知っておきたいこと

1）ウイルス性肝炎と非ウイルス性肝炎がある。
2）非ウイルス性肝炎とは、肝炎ウイルス以外の原因で発現する非伝染性の肝炎の総称であり、アルコール性肝炎、代謝性肝炎、薬剤性肝炎、自己免疫性肝炎などがある。発熱、黄疸、全身倦怠などの症状を示す。

　全身所見：全身倦怠感、腹痛、発熱などを初期症状とし、続いて黄疸、肝腫・脾腫などが発現する。

　口腔内所見：しばしば慢性難治性の感染症が認められ、易出血性で創傷治癒が著しく遅延することがある。

3）慢性肝炎の95％以上が肝炎ウイルスによるものであり、その75％がC型肝炎ウイルス、15％がB型肝炎ウイルスによるものである（図❷）。

【B型肝炎】

① B型肝炎の10％が慢性肝炎へ移行し、その10％が2〜20年で肝硬変、その50％が肝がんに至る。急性肝炎の1％が劇症肝炎で、その80％が死亡する。
② 大部分が母児感染（垂直感染）で起こるジェノタイプC型であるが、近年、成人になっても水平感染し、慢性化する欧米型のジェノタイプA型が問題になっている。

【C型肝炎】

① 感染後、数年にわたる無症状期がある。
② 急性肝炎から平均70％が慢性化し、肝硬変から肝がんを発生することが多い。
③ 歯科治療においては、すべての患者に対してスタンダードプリコーション（標準予防策）を実施し、ウイルスによる感染に注意を払う。
④ 出血傾向がある。とくに、インターフェロン治療中は血小板が減少し出血傾向増加。

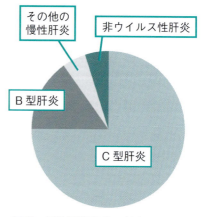

図❷　慢性肝炎患者の割合

▶ 患者に聞くこと

1）慢性肝炎は症状に乏しく、健康診断、輸血時検診にて発見されることが多いので、問診にて肝炎歴、輸血歴の有無、治療内容を確認する。
2）黄疸や身体所見をチェックする（眼瞼結膜の色、手掌紅斑、クモ状血管腫の有無）。

▶ 主治医に聞くこと

1）何型の肝炎なのか、抗原抗体の有無。
2）薬剤（抗菌薬、消炎薬、鎮痛薬）投与の安全性。
3）肝硬変の重症度と出血傾向素因に関して確認する。
4）肝臓の凝固因子産生能の低下、脾腫に起因する血小板数減少が認められる。血小板数が10万/μL以上であれば通常の治療で問題ないが、3万/μL以下の場合は抜歯の適応についても再検討すべきで、入院での治療や血小板輸血も考慮する。

▶ 歯科治療上の注意点

1）HBs抗原（＋）、HCV抗体（＋）であれば、B型、C型肝炎の感染が考えられる。
2）出血傾向があるので、抜歯の際は外科用床副子、サージカルパックを検討。
3）スケーリングは小範囲に。
4）出血傾向があり、ブラッシングによる出血を恐れて清掃を怠ると、歯周病の増悪を招く。歯肉の損傷を避けたブラッシング方法や歯石除去など、計画的な口腔ケアが必要である。
5）薬剤では肝排泄より腎排泄薬剤を選択する。
　・腎排泄薬剤〔ペニシリン系、セファロスポリン系、プロピオン酸系〕
　・肝排泄薬剤〔テトラサイクリン系、マクロライド系、ピラゾロン系、インドール酢酸系〕
6）B型肝炎ウイルスは感染力が強いので、診療スタッフはワクチン接種を受けB型肝炎を予防する。また、1年に1回程度は免疫が持続していることの確認（HBs抗体が陽性であること）が勧められる。

消化器系疾患

2. 胃炎、胃・十二指腸潰瘍の患者が来院したとき

▶ 歯科医師として知っておきたいこと

1）胃潰瘍は40歳以降に多くみられ、症状としては、上腹部の持続的な痛み、胸やけ、げっぷ、食欲不振、体重減少などを認める。
2）十二指腸潰瘍は10〜20代の若年者に多くみられる。症状として、空腹時に症状が強い傾向があり、吐血、下血、黒色便などの消化管の出血症状を認める場合がある。
3）胃・十二指腸潰瘍の成因のうち、ピロリ菌（ヘリコバクター・ピロリ）に由来するものが、胃潰瘍で70％前後、十二指腸潰瘍で95％ほどとされている。
4）その他の原因としてNSAIDsの服用によるものがある。

▶ 患者に聞くこと

1）治療歴、服用中の薬、体調など。

▶ 主治医に聞くこと

1）治療中や治療後間もない場合には、病状の確認が必要。
2）歯科治療の時期を検討する必要があるか。

▶ 歯科治療上の注意点

1）急性期、治療期の潰瘍は、歯科治療のストレスで潰瘍を増悪させるおそれがあるため、治療を延期して緩解期や治療後に行うべきである。
2）NSAIDsは活動期胃潰瘍患者への投与は禁忌である。
3）既往歴がある患者にNSAIDsを投与する場合には、プロスタグランジン製剤の併用が望ましい。
4）シメチジン（タガメット®）、ラニチジン（ザンタック®）服用中に、セフェム系抗菌薬を処方する場合、禁酒が必要。顔面紅潮、動悸、嘔吐、頭痛を起こすおそれがある。

泌尿器系疾患

1. 慢性腎臓病（CKD）の患者が来院したとき

▶ 歯科医師として知っておきたいこと

1) 腎機能が低下した状態で、腎炎から移行したり、感染、やけど、手術、糖尿病、高血圧などの合併症として起こることがある。
2) 重度のものでは合併症（腎性高血圧、心不全、貧血）を有し、予備力が低下している。
3) 臨床症状として、貧血、高血圧、浮腫（Na^+、K^+が蓄積し、体内に水分が貯留するため）、蛋白尿、頻尿、多尿、皮膚の紫斑やかゆみが認められる。
4) 感染に弱い：易感染性である。
5) 重症の場合、尿毒症になる前に透析を行う。

▶ 患者に聞くこと

1) 日常の生活状態（息切れ、足のむくみ、心不全状態の既往）。
2) 尿の排泄状態、尿量、回数。
3) 便の色：黒色便、出血傾向により消化管出血（血便）の推定。

▶ 主治医に聞くこと

1) 患者のCKDの程度や病期（1～5期に分けられ、5期は透析対象）（**表❼**）。
2) 心疾患、貧血、糖尿病の合併症や骨粗鬆症の有無。

表❼　CKDのステージ分類と治療計画　　　　　　　　　　　GFR：糸球体濾過値

病期ステージ	説明	GFR mL/分/1.73㎡	治療計画
1	腎障害は存在するが、GFRは正常または増加している	≧90	CKDの診断と治療 合併症の治療 CKD進行を抑制する治療 心血管リスクを軽減させる治療
2	腎障害は存在し、GFRが軽度低下している	60～89	上記に加え、腎障害進行度評価
3	中等度のGFR低下	30～59	上記に加え、腎不全合併症の治療
4	高等度のGFR低下	15～29	上記に加え、透析・移植準備
5	腎不全	<15	透析・移植の導入

（『歯科におけるくすりの使い方2011～2014』より引用改変）

3）投薬可能な種類や量（慢性腎臓病のステージに適したもの）。

▶ 検査値の読み方

1）血清クレアチン：2mg/dL以上（正常値：男0.8～1.2mg/dL、女0.5～1.0mg/dL）
2）尿素窒素（BUN）：20～30mg/dL以上（正常値：8～20mg/dL）
3）血清カリウム：5.5mEq/l以上（正常値：3.5～5.5mEq/l）

【治療ガイドライン】
　CKD（慢性腎臓病）の治療目的は、①原疾患の治療、②CKDの進行を抑制する腎保護療法、③CKDの合併症予防と治療、④円滑な透析導入、⑤心血管事故の予防と治療

▶ 歯科治療上の注意点

1）口腔内症状として歯肉出血、口臭（アンモニア臭）、尿毒性口内炎などがみられる。
2）腎性高血圧がみられ、出血傾向、易感染性であることに注意。
3）NSAIDsは腎血流量を低下させ、腎機能を悪化させるので、できるだけ使用しないか、短期間の使用にとどめる。抗菌薬は用量を制限して投与する。マクロライド系、ペニシリン系、セフェム系はよいが、ニューキノロン系（タリビッド®、バレオン®、オゼックス®、トスキサシン®、フルマーク®など）、アミノグリコシド系は避ける。

【腎機能が低下している患者に投薬を行う場合】
1）腎毒性のある薬物投与によりCKDが悪化することを考慮する。
2）腎排泄性の薬物を投与し、排泄遅延により血中濃度が上昇し、薬物の副作用が増強されることを考慮する。また、ビスホスホネート製剤を服用していることがあるので注意が必要である。

2. 人工透析の患者が来院したとき

▶ 歯科医師として知っておきたいこと

1）人工透析は高度な腎不全患者が受けている（図❸）。
2）透析中の患者は厳しい食事制限や水分摂取制限を受けており、心理面における患者の理解が必要である。
3）透析の回数、期間、終了時間、日常の活動状況から病状を推定し、歯科治療時の偶発症を予防する。

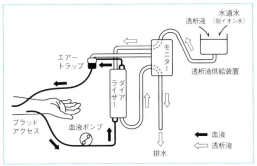

図❸　血液透析回路

4）透析時、時にヘパリン（抗凝固薬）を使用するので出血傾向が生じる。その場合、透析終了後3〜4時間はヘパリンの作用が持続する（外科手術前にはヘパリンではなくフサンを用いる透析が実施される）。

▶ 患者に聞くこと

1）日常の活動状態、運動量から心肺機能を推定（階段の昇り降りなど）。
2）出血傾向の有無（紫斑の有無、便色を聞く）。
3）透析方法（回数/週、時間/回、期間、透析終了時間）。

▶ 主治医に聞くこと

1）慢性例では週2〜3回の透析が行われるが、その内容や効果、病状を聞き、全身状態を把握する→観血処置の可否。
2）心循環系の合併症の有無とその注意事項。
3）薬剤投与の際の安全性と副作用について（ステロイドと抗凝固薬を使用しているのかどうか）。
4）局所麻酔薬使用の可否。
5）ビスホスホネート製剤の内服の有無。

▶ 検査値の読み方

1）透析の導入時期は通常、血清クレアチン10mg/dL以上、尿素窒素（BUN）

80〜90mg/dL以上、血清カリウム6mEq/l以上であることが多い。
2) 貧血傾向にあり、血小板数（正常値15万〜30万個/μL）が低下する。5万/μL以下は止血困難になりやすい。

▶ 歯科治療上の注意点

1) 観血処置は要注意（透析日は避けるようにする）。
2) 易出血性であるため、密な縫合などにより止血させる。→確実な止血処置（サージカルパック、外科用床副子を検討）。
3) 心機能に障害があれば、局所麻酔薬としてアドレナリン添加のものよりスキャンドネスト®、シタネスト-オクタプレシン®を使用。心機能に障害がなければアドレナリン添加局所麻酔薬の使用は可。
4) 透析の長期化により腎性骨症を生じ、X線写真で歯槽硬線の消失、スリガラス状の所見が認められる。
5) 血圧（高血圧）のチェック（透析をしないほうの腕・シャントのないほうで測定する。本人に聞くとよい）。
6) 唾液分泌量低下、水分摂取制限により口腔乾燥状態が認められる場合が多く、自浄作用が弱いために歯周疾患の発症やう蝕の多発が考えられる。
7) 易感染性、免疫能の低下の可能性があるため、また原因疾患が糖尿病性腎症のケースが多く、常に口腔清掃状態を良好に保つことが、感染予防の点からもっとも重要である。
8) 薬剤投与の注意点
①抗菌薬：マクロライド系は肝代謝なので安全。ペニシリン系、セファロスポリン系は腎障害の程度によって投与量・間隔を変える（透析性があるので透析直後に負荷量の再投与が必要）。テトラサイクリン系、アミノグリコシド系の使用は避ける（腎毒性が高い）。
②鎮痛薬：ほとんどの鎮痛薬は使用可能であるが、投与量は常用量の1/2程度が望ましい。透析性があるため透析直後に再投与が必要。ヘパリン使用患者では、サリチル酸は禁忌（消化管からの出血の危険性）。
9) 異所性石灰による血管ダメージ防止の目的で、ビスホスホネート製剤の投与が行われていることがある。

血液疾患　1. 白血病の患者が来院したとき

▶ 歯科医師として知っておきたいこと

1）血液のがんともいえる病気で、悪性化した未熟な血液細胞（白血病細胞）が無制限に増殖した状態である。治療の進歩により、不治の病ではなくなってきている。歯科治療は血球回復期や寛解期に行う。
2）白血病の初発症状が口腔症状として現れることがあるので、よく問診・診査を行う。
3）口腔症状としては、歯肉出血、強い出血の場合は粘膜下血腫の形成、粘膜の点状出血斑、粘膜の蒼白、歯肉肥大、歯肉炎（壊死性潰瘍性歯周炎）、ときにカンジダ症、白毛舌、リンパ節腫脹が認められる。著しい免疫力の低下、出血傾向を伴う。
4）ATL（成人T細胞白血病）は九州出身者に多い。

▶ 患者に聞くこと

1）口腔内の自然出血の有無。
2）関節の血腫、出血斑はないか。
3）日和見感染（肺炎など）を起こしたことがあるか。
4）若い女性の場合、月経時の出血はどうか。

▶ 主治医に聞くこと

1）白血病の種類（骨髄性、リンパ性、急性、慢性）。
2）現在の病状（増悪期、寛解期、貧血の程度、白血球、血小板数などの出血傾向）。
3）投薬の内容（ステロイド剤、抗がん剤など）。
4）治療の副作用についてどんな症状があるか。

▶ 検査値の読み方（表❽）

1）白血球数2万〜20万/μL以上の増加、化学療法中は2,000/μL以下のこともある（正常値3,500〜9,200/μL [➡P.71参照]）。
2）出血時間の延長（正常値：1〜5分）、凝固時間の延長（正常値：開始5分〜終了15分）。

表❽　観血的歯科治療における末梢血液検査基準

	慎重に処置	相対的禁忌	絶対禁忌
白血球数	>3,000/μL	1,000〜3,000/μL	<1,000/μL
好中球数	>2,000/μL	500〜2,000/μL	<500/μL
血小板数	>5万/μL	1万〜5万/μL	<1万/μL

3）骨髄検査では芽球が増加する。その分画により病態が分類される。

▶ 歯科治療上の注意点

1）一般的に歯科治療の対象となるのは、化学療法で全身状態が改善された寛解期にある患者である。充塡、歯内療法は可。抜歯は従来、禁忌とされていたが、必要があれば主治医と相談のうえ、寛解期には行うことができる。寛解の状態であれば、主治医と相談のうえ、すべての歯科治療は可能である。

2）ただし、感染しやすいので、観血処置（抜髄、スケーリングなども含む）の場合でも抗菌薬の投与を行う。

3）器具による歯周組織への損傷に注意する。

4）急性期の歯肉の腫脹、出血に対しては積極的に初期治療を行い、口腔衛生指導に努める。

5）局所麻酔薬は主治医と相談のうえ、血小板数や凝固能を評価して行う。

6）確実な止血処置を行う（サージカルパック、外科用床副子を検討）。

7）骨髄移植前、寛解期の感染源の除去は、歯科医師の重要な役割である。

8）成人T細胞白血病はウイルス（HTLV-1）により感染する。スタンダードプリコーションで対応。

2. 血友病の患者が来院したとき

▶ 歯科医師として知っておきたいこと

1）遺伝性疾患で第Ⅷ因子（血友病Ａ）、Ⅸ因子（血友病Ｂ＝Christmas病）の先天性欠乏あるいは低下を示す。男性が圧倒的に多く、まれに女性にもみられる。
2）血液製剤使用の患者には、肝炎やAIDSなど感染性疾患を有することもあるので感染予防に気を配る。

▶ 患者に聞くこと

1）血友病のタイプ（Ａ、Ｂ）や程度、また治療法などを問診する。
2）軽度の外傷や口腔内損傷で止血困難を来したことがあるか。
3）抜歯や外科手術の経験の有無。そのときの止血の状況、処置について。
4）皮下出血斑や血腫ができやすいか。

▶ 主治医に聞くこと

1）現在の病状、治療法の状況、出血傾向の程度。
2）ほかの合併症の有無。たとえば、肝炎やHIV感染やAIDSの発症の有無など。

▶ 検査値の読み方

出血時間（正常値：1〜5分）、プロトロンビン時間（正常値：11〜13秒）は正常。凝固時間（正常値：5〜15分）と活性化部分トロンボプラスチン時間（正常値：30〜45秒）の延長。

▶ 歯科治療上の注意点

1）補綴処置、充填処置は可である。抜歯など観血処置は因子補充療法（Ⅷ因子、Ⅸ因子）を正しく行えば可能であるが、専門的な医療機関へ依頼する。
2）小さな創傷でも異常出血を来たしやすいので、治療操作時に器具などで機械的損傷を与えないように配慮する。
3）止血法としては、骨や不動粘膜では保護床とサージカルパックの併用、可動粘膜では縫合と圧迫止血の併用。また因子補充療法も併用する。
4）血管収縮剤添加の局所麻酔薬を、細目の注射針（27〜33G）で使用。

免疫・アレルギー疾患

1. 慢性関節リウマチ（RA）の患者が来院したとき

▶ 歯科医師として知っておきたいこと

1）ステロイド長期連用患者が多い。
2）心外膜炎や肺病変を伴っている症例も少なくない。
3）骨粗鬆症になりやすいので、ビスホスホネート製剤（BP製剤）が処方されていることがあり、観血的処置に注意する必要がある（➡ P.58参照）。
4）手足の関節の変形や強直のある患者では、運動機能が低下しており水平位がとりにくい。
5）血管が細くて脆いため、静脈が確保しにくい。また、救急時に気管内挿管が困難な場合がある。
6）歯性病変がリウマチの増悪因子になっている場合がある。
7）50％以上に顎関節病変、咬合不全が認められる（初発症状としては少ない）。

▶ 患者に聞くこと

1）病歴。現在の治療内容（とくにステロイド剤の使用について。何年ぐらい使っているか）。
2）無理のない体位はどんな体位か（治療中もときどき聞いてみる。クッションが必要な場合もある）。

▶ 主治医に聞くこと

1）経過および現在の治療内容（服用薬。とくにステロイド剤およびBP製剤の使用について。どれくらい治療を続けているか。ステロイド剤の副作用や感染症、肺炎など、いままで問題になったことがあるか）。
2）全身状態はどうか（とくに心肺機能）。
3）骨粗鬆症の有無（骨折を起こしやすい）。また、骨粗鬆症治療薬の種類。
4）ステロイド剤長期連用患者の観血的処置に対するステロイドカバーの必要性。

▶ 検査値の読み方

【血液検査】
　血沈：↑、ＣＲＰ：↑、血色素：↓、ＲＡ：↑、白血球数：↑、尿素窒素（Ｂ

UN）：↑、血清クレアチニン：↑

▶ 歯科治療上の注意点

1) ステロイド剤長期連用患者には感染予防に配慮する。
2) ステロイド剤長期連用患者に対して観血的処置を行う場合は、ステロイドカバー（➡P.25参照）の必要性を考慮する。
3) 投薬する場合、胃腸障害の有無と鎮痛薬を重複投与していないかの確認をする。
4) 心肺機能に負担のかかる処置は慎重に行う。
5) 長時間の処置には患者の体位に配慮する。
6) 開口状態や手指の運動機能を考慮して義歯の設計などを考える。
7) メトトレキサート（リウマトレックス®）は、関節リウマチの世界的な標準薬で免疫抑制剤の部類である。メトトレキサートは葉酸拮抗薬であり、骨髄抑制や肝障害、肺障害、感染症、口内炎などの副作用があるので注意が必要である。
8) メトトレキサート関連リンパ増殖性疾患（MTX-LPD）が、最近多く報告されており、メトトレキサート投与患者に発症する悪性リンパ腫がとくに問題となる。

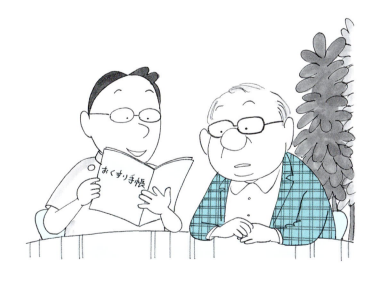

2. 薬物アレルギーの患者が来院したとき

免疫・アレルギー疾患

▶ 歯科医師として知っておきたいこと

1）アレルギー体質の患者（喘息含む）では、薬疹の発現率が高くなる。
2）特定の薬物にアレルギーがある患者は他の薬物にも薬疹の発現率が高くなる。
3）症状は嘔気、蕁麻疹、固定疹、紅斑、剝離性皮膚炎、口内炎、光線過敏症、アナフィラキシーショック、血清病の症状（リンパ節の腫れ、関節の痛み）などがある。アナフィラキシーショックは蕁麻疹などの皮膚症状のほかに呼吸困難、血圧低下により死に至る可能性があるので、とくに注意する必要がある。
4）ペニシリン系抗菌薬は、セフェム系と交叉反応があるという説もある（同じβ-ラクタム系なので）。
5）根管治療薬に対するアレルギーもある。

▶ 患者に聞くこと

1）牛乳、卵、大豆などで蕁麻疹が出たことはあるか。
2）風邪薬、抗菌薬、鎮痛薬による薬疹などのアレルギー症状の有無。
3）歯科治療時の局所麻酔薬使用の経験とその際の異常の有無。

▶ 主治医に聞くこと

1）原因薬剤の特定はできているか、また使用可能な薬剤は何か。

▶ 歯科治療上の注意点

1）原因薬剤のなかには解熱鎮痛薬、抗菌薬、局所麻酔薬など、歯科で使われる薬剤も多くみられる。
2）アレルギーの既往があるか、疑わしいときはアレルギーを起こしやすい薬剤は避ける（喘息の患者は➡P.24、25を参照）。
3）どうしても処方しなければならないときは主治医に相談。
4）ペニシリン、セフェムアレルギーの場合、投薬するのはなるべく原因薬と化学構造の離れたものを使うほうが安全。

3. 金属アレルギーの患者が来院したとき

▶ 歯科医師として知っておきたいこと

1) 口腔内に装着された金属は、量の多少はあっても必ず溶出している。
2) 金属はイオン化して蛋白と結びつくことでアレルゲンになる。したがって、イオン化傾向の大きい金属（いわゆる卑金属）ほどアレルギーを起こしやすい。
3) 口腔内に2種の金属が存在すると電位差を生じ（ガルバニー電流）、唾液を電解質溶液として、一方に対してイオン化傾向の大きな金属がイオンとなって溶出してくる。
4) 粘膜－金属間に生じる電位差も金属の溶出に関係する。
5) 金属と接触する部位に出現する接触性皮膚炎と、摂取されたアレルゲンが血流に乗って散布され、到着した遠隔の皮膚でアレルギー反応を発現する全身性接触皮膚炎がある（掌蹠膿疱症との関連）[➡P.41参照]。

▶ 患者に聞くこと

1) 過去の接触アレルギー歴（アクセサリー、ピアス、腕時計、眼鏡のフレーム、皮革製品にかぶれたなどの既往の有無）。
2) 難治性の手掌湿疹、難治性の化粧品皮膚炎、アトピー性皮膚炎などの有無。

▶ 主治医に聞くこと

いま起きているのが本当にアレルギーかどうか。本当に金属によるものなのか。パッチテストを皮膚科に依頼して確かめてもらう。ただし、パッチテストは予防的には施行できない。

▶ 歯科治療上の注意点

1) アマルガムや銀合金では、一般に腐食（溶出）傾向が強い。
2) Au、Pd、Ptなどの貴金属やTiでもアレルギーを起こすことがある。インプラントは接触面積が大きいので要注意。
3) NiとCo、AuとHgはイオン化したときの原子構造が類似しているので交叉反応をする。
4) 乳歯既製冠や矯正用ブラケット・ワイヤーの一部はNi-Crでできている。

4. その他の主な免疫・アレルギー疾患

■ シェーグレン症候群

1）シェーグレン症候群は自己免疫疾患で、口腔乾燥と眼乾燥の自覚症状がある。
2）膠原病（関節リウマチ、全身性エリテマトーデスなど）に伴う二次性シェーグレン症候群と、これらの合併のない原発性シェーグレン症候群に分類される。
3）子供から老人まで発症する可能性はあるが、圧倒的に40～60歳代の女性に多くみられる。
4）検査は唾液分泌量測定や口唇腺生検を行う。
5）治療は対症療法しかなく、次に挙げられることがポイントである。
　①**口腔環境の改善**：まず食事の改善として乾燥食品、香辛料、アルコール飲料を避けること。禁煙も必要。う蝕のリスクが高いため、糖質は避ける。
　②**唾液分泌の促進**：唾液分泌を刺激するものとして、シュガーレスガム、レモン、梅干しがある。唾液促進剤として、塩酸セビメリン（エボザック®、サリグレン®）、ピロカルピン塩酸塩（サラジェン®）の効果が高い。
　③**唾液の補充**：サリベート®や2％メチルセルロース液が人工唾液として使われる。
　④**う蝕の予防や口腔内の真菌感染予防**：ブラッシング、歯垢・歯石の除去のほかに、保湿性含嗽剤（マウスウォッシュ®など）や口腔保湿剤（オーラルバランス®など）も有効。

■ 接触皮膚炎（かぶれ）

1）①刺激性物質による毒性作用によるもの（化学熱傷など）、②化学、物理的刺激の繰り返しによるもの（蓄積反応）、③アレルギー反応によるものがある。
2）歯科的原因として、①根管貼薬剤、覆髄剤、漂白剤、失活剤など、②歯列不正、不正咬合、義歯、金属（いわゆる金属アレルギー）、③消炎鎮痛薬などが考えられる。
3）ラテックスアレルギーも最近問題になっている。治療用ゴム手袋や各種カテーテル、麻酔用マスクなどが粘膜に触れたために呼吸困難、湿疹などの症状が現れたというもの。未確認ではあるが米国では死亡例もあるという。
4）レジンに対するアレルギーもある。

■ 食物アレルギー

1）基本的に、食物アレルギーがあるからといって必ずしも薬物アレルギーが起こるわけではないが、食物アレルギー体質の患者では薬疹の発現率が高くなる。
2）養殖食物には抗菌薬が含まれている可能性が高い。
3）塩化リゾチームは卵白より抽出。卵白アレルギーには禁忌。
4）特定の食物を食べたあとに運動して、蕁麻疹ができたり、呼吸困難や血圧低下のショック症状を起こす「食物依存性運動誘発性アナフィラキシー（小麦・魚介類に多い）」という病気もある。

■ アトピー性皮膚炎

1）通常のアレルギーは一度感作を受け、その後、アレルギー反応が生じるが、アトピーは先天的に過敏性を有する特別な病態である。
2）過敏症を有する限り、薬物アレルギー、アレルギー性接触皮膚炎（金属アレルギーを含む）などに対する可能性も考慮しておくべきである。問診時にいままで歯科治療で皮疹が悪化したことがないかを聞いておく。
3）重症例ではステロイド剤や抗菌薬内服の可能性がある（ステロイド長期連用では創傷の治癒遅延、ショックを起こしやすい）。
4）口周囲、顔面、頸部に皮膚病変があるときは、不要な外的刺激を避ける。

■ アレルギー性鼻炎

1）他のアレルギー同様、投薬、アレルギー性接触皮膚炎などに注意。
2）ステロイド剤を使用している可能性がある。
3）上顎臼歯部の痛みや違和感を訴える場合がある。風邪に伴う鼻炎と同様で、臼歯部に痛みを訴えることがあり、安易に抜髄処置や抜歯を行わない。

■ 掌蹠膿疱症

1）手掌、足底に対称性に無菌性の膿疱が出現する皮膚疾患である。
2）中年の男性に好発。
3）喫煙、慢性扁桃腺炎、う蝕、歯周炎、金属アレルギーが原因の場合もある。
4）治療は、まず原因と考えられるものを取り除くようにする。対症療法として、ステロイド軟膏、活性型ビタミンD_3軟膏などが使用される。

感染症

1. 梅毒の患者が来院したとき

▶ 歯科医師として知っておきたいこと

1）梅毒は、*Treponema pallidum*の感染によって起こり、症状により第1期から第4期まで分類される。ペニシリンの発見により激減し、近年、第3期、第4期梅毒はほとんどみられなくなった。
2）第1期梅毒（感染後3ヵ月まで）：感染後約3週間の潜伏期を経て口唇に小豆大から示指頭大の軟骨様の硬さの初期硬結を生じ、それが硬度を増しながら浅い潰瘍となる（硬性下疳）。数週間で自然消退するころ、所属リンパ節（頸部リンパ節）が周囲と癒着せずに、数個無痛性に硬く腫脹してくる。
3）第2期梅毒（感染後3ヵ月～3年）：感染3ヵ月後、口唇、舌、頬粘膜、口蓋などに小豆大から示指頭大の紅斑が出現し、次第に乳白色の乳色斑がみられるようになる。
4）感染の危険が高いので、十分な認識と予防が必要である。
5）妊婦が梅毒になった場合には、胎児への母子感染による先天性梅毒の可能性がある。先天性梅毒は発症の時期により胎児梅毒、乳児梅毒、晩発性先天梅毒に分類される。7～8歳ごろからみられる晩発性先天梅毒では、①ハッチンソン歯（中切歯切縁半月状切痕）、②実質性角膜炎、③内耳性難聴がみられ、これらは「ハッチンソンの三徴」と呼ばれる。とくにハッチンソン歯は有力な情報となる。

▶ 患者に聞くこと

　詳細な医療面接により、感染の原因、感染時期の推定、過去の治療歴などを正確に記録する。
1）服用中の薬剤があるか。
2）痛み、潰瘍、出血、リンパ節腫脹の何を不都合に来院したかが大切。
3）体調、原因として思い当たる行動、他人との接触、食事、喫煙、飲酒など。
4）合併病変の有無：皮膚病変、眼病変、内科的疾患など、全身の既往歴について聴取する。
5）病状の変化：硬結、潰瘍、リンパ節腫脹がいつから始まり、どう変化したかを聴取する。

6）治療歴：一度他院で梅毒と診断された後、治療を途中で中断している場合があるので注意を要する。

▶ 主治医に聞くこと

上記の医療面接により得た情報を主治医に確認する。とくに、合併症や過去の治療歴など。

▶ 歯科治療上の注意点

1）口腔粘膜の硬結あるいは潰瘍は全身性の感染症によるものなので、その治療が優先される。よって、梅毒に対する治療、投薬が一段落して、梅毒病巣が消失してから一般的な歯科治療を行う。
2）炎症の増悪期にあえて通常の歯科治療は行わない。
3）炎症のない歯肉は通常の清掃を行って構わないが、潰瘍の大きな時期に歯石除去やSRPなどは避けるべきである。とくに潰瘍があるときの外科治療は避ける。
4）洗口にはアズノール®うがい液、イソジン®含嗽が有効である。
5）梅毒の十分な治療のあとは、STS抗体価の定期的な観察が必要である。

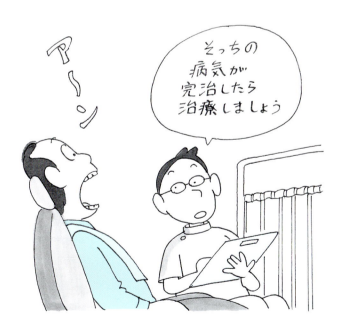

感染症

2. HIV感染症／AIDSの患者が来院したとき

▶ 歯科医師として知っておきたいこと

1) HIV感染症はヒト免疫不全ウイルスがリンパ球（主にCD4陽性リンパ球）に感染し、免疫系が徐々に破壊される進行性の疾患である。感染直後2週間以内は、ほとんどが無症状。感染後6〜8週間してからでないと感染の有無は判定できない。その後、平均で8〜10年の潜伏期を経てエイズを発症する。免疫力が落ちてくると発熱、下痢、体重減少、リンパ節の腫脹、倦怠感などの症状が出る。これをエイズ関連症候群（ARC）という。さらに進行してニューモシスチス（カリニ）肺炎やカンジダ症などの日和見感染症、カポジ肉腫などの悪性腫瘍あるいは脳症などの症状が出てくる（23の疾患が定義されている）。

2) エイズは性行為感染症あるいは血液媒介感染症であり、男性同性愛者、両性愛者、静注による薬物常用者、輸血経験者、血友病患者などがハイリスクグループといわれているが、世界の感染者の75%が異性間セックスが原因とされており、以前考えられていたほど特殊な人の病気ではないことがわかってきた。

3) HIV感染者はエイズ発症を抑えるために抗HIV薬を服用する。多くの場合、多剤併用療法（HAART）が用いられる。治療を行う時期は患者の状態によるが、その指標はCD4陽性リンパ球数（患者の免疫能を反映し、成人では800〜1,000/μLだが、200/μL未満になるとさまざまな日和見感染に罹患しやすくなる）と血中ウイルス量である。また、血中ウイルス量（HIV-RNA量）はHIV感染症への進行予測の指標となる。

4) エイズウイルス（HIV）はB型肝炎ウイルス（HBV）に比べてはるかに感染力が弱く、HBVは血液1億倍希釈でも感染力があるのに対し、HIVは100倍希釈でほとんど感染力を失う。ウイルス保有量は血液、精液ほぼ同量、母乳1/10、唾液1/100、涙1/1,000。

▶ 患者に聞くこと

来院した患者がHIV感染症だと知っていれば（医科からの紹介状や患者自身が申告してくれるなら）、以下のように精査する。

1) CD4リンパ球数、HIV-RNA量、他の血液検査、生化学検査データなど。
2) 他の併存疾患（血友病、肝炎、性感染症など）や、内服薬について。

3）HIV感染に関連する口腔症状（カンジダ、口腔乾燥、アフタなど）。

　これらの医療面接を行う際は、HIV感染者であることに配慮し、患者のプライバシーの保護を第一に考えねばならない。しかし、患者が自らをHIV感染者であると申告することはまれである。AIDSの拠点・協力病院を除いては、ほとんどがいっさい病気を申告せずに歯科治療を受けているのが日本の現状である。

▶ 主治医に聞くこと

　以下の検査値を下限として、主治医や拠点・協力病院の歯科、口腔外科との連携を考える。

▶ 検査値の読み方

　CD4リンパ球数：200/μL、白血球数：1000/μL、好中球数：500/μL、血色素量（Hb）：8mg/dL、血小板数：50,000/μL以上であれば保存的歯科治療は可能である。

▶ 歯科治療上の注意点

1）エイズを発症した患者でも、治療により免疫能が改善していれば歯科治療の内容は健常者と同じである。よって、全身的に健常な歯科患者と同様と考え、HIVの感染だけで診療内容の変更や過剰な感染予防は必要ない。歯科治療はとくに予防を中心とし、疼痛緩和、病巣の除去、機能・審美の回復を行う。

2）HIV感染者のみならず、すべての患者にスタンダードプリコーションを実践しなくてはならない。

3）口腔ケアはHIV感染が判明した早い時期から（免疫力が低下する前から）開始するのが理想である。また、HAART療法により、エイズの発症を遅らせ長期生存が可能となっているため、患者のQOLへの配慮が重要である。

4）服用薬への注意

　①抗HIV薬との相互作用に注意する。とくにプロテアーゼ阻害薬や非ヌクレオシド系逆転写酵素阻害薬は、肝臓のチトクロームP450酵素で代謝されるが、同様な代謝のマクロライド系抗菌薬、抗真菌薬などとの併用は、相互の血中濃度を上昇させることがある。

　②抗HIV薬以外にも多種多様の薬剤を服用している患者が多い。

精神・神経疾患

1. うつ病

▶ 歯科医師として知っておきたいこと

1）何事にも意欲を失い、落ち込んだ状態が2～3週以上継続することが多い。
2）うつ病には、睡眠障害、食欲低下、性欲低下、体重減少、頭痛、動悸、冷汗などの身体症状が随伴する。
3）原因としては、内因性（遺伝性）、ストレス過剰、他の疾患（高血圧症、糖尿病、バセドウ病）に伴って起こる場合もある。

▶ 歯科治療上の注意点

1）主治医に抗うつ薬の服用を問い合わせる。
2）歯科治療にあたっては、局所麻酔薬中のアドレナリンにより、三環系抗うつ薬の作用が増進されるので要注意。
　三環系抗うつ薬：トフラニール®、アナフラニール®、トリプタノール®、アンプリット®、アモキサン®
3）SNRI（セロトニン・ノルアドレナリン再取り込み阻害剤：トレドミン®、サインバルタ®）を服用中の場合、アドレナリン・ノルアドレナリンなどの投与による血圧上昇に注意する。向精神薬には唾液の分泌を抑制するものがある。

精神・神経疾患

2. パニック障害

▶ 歯科医師として知っておきたいこと

1）パニック障害は頻度の高い病気で、逃げ場のない強い不安感からパニック症状を起こす。
2）歯科治療中に起きる、また治療が引き金となり症状が生じることがある。
3）患者とともにパニック障害の有無をはっきり確認する。

▶ 歯科治療上の注意点

1) 精神科や心療内科の主治医と連絡をとる。
2) 緊張させないようにリラックスさせる。抗不安薬（ベンゾジアゼピン系が代表的）を服用させたり、発作が起こりそうになったらすぐに治療を中止することを約束するのも効果がある。

3.てんかん

▶ 歯科医師として知っておきたいこと

1) 突然の意識消失、痙攣発作を主症状とし、繰り返し起こす慢性脳疾患。
2) 90％は症候性、10％が真性（遺伝、染色体異常）。

▶ 歯科治療上の注意点

1) 主治医には診断とコントロールの状況を問い合わせる。患者には内服の指示を守っているか、最近発作を起こしたことがあるか、また発作時の対応について聞く。
2) 歯科治療時には、
　①音、光、触感などで発作を起こしやすいので刺激を避ける。
　②治療当日に内服したかをチェックする。
　③発作時は舌を咬まないように注意する。チアノーゼがあるときは酸素吸入、気道閉塞などがなければそっとしておいて回復を待つ。
　④痙攣が続くときはジアセパム（ホリゾン®）の静注。
3) 最近、発作が頻発している場合は、服薬していない可能性があり、歯科治療時の痛みなどの刺激で発作が誘発されることがある。

4. 自閉症

精神・神経疾患

▶ 歯科医師として知っておきたいこと

1）自閉症は遅くとも生後30ヵ月以前に認められる。脳の機能的障害をもつもので、親のしつけ方によるものではない。
2）視覚・聴覚刺激に対する反応が異常で、話し言葉の理解が難しい。
3）3徴として、おうむ返しをする、視線を合わせない、一定の行動様式（儀式化）。

▶ 歯科治療上の注意点

1）特徴的な顔貌や口腔内所見はない。両親に対して痛みを明確に訴えないため、広範囲のう蝕や歯肉炎を起こしているケースが多い。
2）患者と歯科医師との共通のコミュニケーション手段をもつ。
3）視覚情報を有効に使う。
　（その日の治療の予定や、内容、時間などを具体的に書いて示す）
4）治療時の環境設定に十分配慮する。
　（不要な刺激の遮断、待ち時間をなくす、他の患者との並行予約をしないなど）
5）治療ができなくても、練習をして慣れるまで繰り返す。
6）必ず定期的に来院してもらい、予防や歯磨き指導を繰り返す。

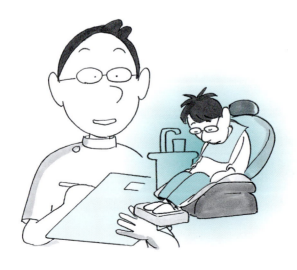

5. 脳性麻痺

▶ 歯科医師として知っておきたいこと

1）胎生期の酸素欠乏などの周産期障害が多く、脳の非進行性病変により運動機能に永久的に障害を残したもの。
2）脳性麻痺は通常2～3歳に成長するまで診断されず、不随意運動や言語障害、精神遅延、学習障害、視聴覚障害がある。
3）筋肉が硬くなって筋力が低下する痙直型（約50％）、筋肉が不随意的にゆっくり動くアテトーゼ型（約15％）、そのほかに失調型や強剛型、混合型などの病型がある。

▶ 歯科治療上の注意点

1）う蝕の罹患率が高く重篤である。歯石の沈着が多い。
2）歯肉炎の発現頻度は高い。抗痙攣剤を常用している場合は、歯肉の肥厚が著明（ヒダントイン歯肉増殖症）である。
3）上顎前突、開咬、上顎歯列弓の狭窄などの不正咬合が多い。
4）エナメル質減形成が認められ、くいしばりがあるタイプでは、著しい咬耗が認められる。
5）治療が困難な場合は、専門医へ紹介する。

6. 認知症・アルツハイマー病

▶ 歯科医師として知っておきたいこと

1）記憶障害、言語障害が認められるが、人格は比較的保たれ、情緒反応（泣いたり笑ったり）が活発。徘徊なども認めることがある。

▶ 歯科治療上の注意点

1）主治医には症状の進行度と他の疾患との合併がないかを問い合わせる。
2）歯科治療時には家族を交えて問診し、「なじみ」の環境で行う。応急処置になることが多い。家族や介護者などの協力が必要となる。
3）近年、咀嚼することによる口腔機能の向上効果で認知症の症状軽減を図ったとの報告もある。

精神・神経疾患

7. パーキンソン症候群

▶ 歯科医師として知っておきたいこと

1）とくに問題となるのはWearing-off現象、On-off現象、すくみ足、精神症状、不随意運動、オーラルジスキネジア、起立性低血圧などのL-DOPA製剤の副作用である。

▶ 歯科治療上の注意点

1）歯科治療開始前には必ず主治医との連携を図り、全身状態および服用中の抗パーキンソン病薬およびその副作用の発現状況を把握すべきである。
2）歯科治療時には、抗パーキンソン病薬との相互作用を避けるためエピネフリン非含有の局所麻酔薬を使用したほうがよい。
3）マクロライド系抗菌薬や抗真菌薬のなかには抗パーキンソン病薬の代謝を阻害するものがある。
4）歯科スタッフは患者に精神的ストレスを加えないように配慮し、精神的ストレスに起因する不整脈などの発現に備え、歯科治療中、心電図および血圧測定による全身管理を行うべきである。
5）症状が進行すると、嚥下障害を起こすため注意を要する。

妊婦・授乳婦

1. 妊婦や授乳期の患者が来院したとき

▶ 歯科医師として知っておきたいこと

1）妊娠は病気ではないが、治療により少なからず妊婦と胎児に影響を及ぼす可能性があることを考慮しなければならない。
2）治療は、基本的に応急処置にとどめ、治療の緊急性や侵襲の程度を考慮し、婦人科医の意見を聞きながら決めなければならない。
3）治療を行う際は、妊娠初期（4ヵ月まで）は切迫流産が起こりやすく、できるだけ妊娠中期（5～7ヵ月）の安定期に行う。
4）妊娠中は精神的に不安定になりやすいため、治療の内容や必要性、および治療による妊婦や胎児に与える影響を丁寧に説明し、必要があれば婦人科医からも説明してもらい、細心の注意を払う。

▶ 患者に聞くこと

1）現在の妊娠の状態を確認する（母子手帳を参考にする）。
2）妊娠合併症（糖尿病、甲状腺機能異常症、高血圧症、喘息、慢性腎炎、自己免疫疾患など）の有無について。

▶ 主治医に聞くこと

1）全身状態や歯科治療の可否を確認。

▶ 歯科治療上の注意点

1）口腔内変化として、妊娠性歯肉炎、う蝕、智歯周囲炎、妊娠性エプーリスなどが考えられ、とくに口腔内を清潔に保つ必要がある。
2）通常の歯科処置（歯石除去、う蝕治療、簡単な外科処置）は行うことが可能。緊急性がなく、炎症を伴わない外科処置は避けるべきである。
3）妊娠時の薬物投与は、薬物の胎児への直接作用、母体を介しての間接作用、催奇形性を留意し、必要最小限の薬剤を必要量、短期間、できるだけ単剤で投与する。病状により有益性が危険性を上回ると判断される場合には使用せざるを得ない。薬剤添付文書の記載は必ず参考にすること。ヒトでの使用経験の長い薬剤のほうが、最近発売された薬剤より使用しやすい。

表❾　薬剤の選択

抗菌薬	第一選択薬	セフェム系：ペニシリン系に比べて臍帯や乳汁中に分泌されにくく、胎児や乳児への移行が少ない
		ペニシリン系：催奇形性がなく、乳児・胎児への毒性はほとんど認められない
	第二選択薬	マクロライド系
鎮痛薬	第一選択薬	アセトアミノフェン：妊娠初期から使用可能な最も安全な薬剤。催奇形性、機能障害の危険がなく、体外排泄時間が早い。胎児に移行しにくい
	第二選択薬	塩基性非ステロイド系抗炎症剤　塩酸チアラミド：胎児に移行しにくいため、比較的安心して使用できる
禁忌薬	ボルタレン®：妊娠全期を通じて使用禁忌	
	ロキソニン®：妊娠末期は使用禁忌	
	ちなみに、NSAIDsは胎児の動脈管を閉鎖するので後期（28週以降）は禁忌	
消炎薬	蛋白酵素製剤	

　　催奇形性は器官形成時期（妊娠4週から8週が最も形成される時期、完全な形成は16週）に問題となるので、通常妊娠の中期や末期は比較的問題ない（**表❾**）。

4）妊娠時のX線撮影は頭頸部領域の場合、胎児には影響ないといってよいが、撮影は最小限にとどめ、防護エプロンを必ず使用する。

5）麻酔は、疼痛によるストレスがないように必要があれば使用したほうがよい。シタネスト-オクタプレシン®は、マイルドな分娩促進作用があるため、妊婦にはできるだけ使用は避ける。

6）出産後（授乳婦）は、積極的な歯科治療が可能。

【授乳婦への薬剤投与】

①生後3ヵ月未満

　ほとんどの薬剤は母乳にも移行するため、代謝機能が未成熟な生後3ヵ月ぐらいまでの乳児の場合、妊娠中と同様な対応が望ましい。

②生後3ヵ月以降

　代謝機能もしっかりとしてくるので、歯科薬剤に関しては、母乳中の薬の影響は心配ない。

口腔関連疾患

1. 周術期がん治療中の患者が来院したとき

　熊本県歯科医師会は、平成25年より「熊本県がん患者医科歯科医療連携事業」を実施している。

【事業の背景と目的】

　現在、日本では死亡原因のトップをがんが占めるようになり、2人に1人が一生のうちに一度はがんに罹患すると推定されている。このように多くの人が受けるがん治療においては、口腔の衛生状態や健康度が、がん治療の経過や予後に大きくかかわることが種々の研究から明らかになってきた。

　また現在、国および都道府県などにおいてもがんに対する予防推進や医療連携等の施策が講じられており、がん治療の支持療法の一つとして歯科治療、口腔ケアが位置づけられるようになってきた。

　こういった背景のなか、熊本県内の指定がん拠点病院と熊本県歯科医師会は、医科歯科医療連携を県域において展開し、がん患者の口腔衛生状態の向上によって、がん治療における合併症などの予防・軽減、さらにはすべてのがん患者が安心して歯科治療を受けることができる社会基盤を構築することを目的とし、本事業を実施している。

▶ 歯科医師として知っておきたいこと

　がん治療に伴うさまざまな口腔有害事象（副作用）は、歯科が行うケアや治療で予防・軽減が可能である。がん手術では、口腔衛生管理を行うことで、創部感染や術後肺炎などのリスクを軽減できる。

　また、「がん対策基本法」により、診療報酬に周術期口腔機能管理が新設され保険適用となった。周術期口腔機能管理とは、医科と歯科が連携してがん患者の口腔機能管理を実施することにより、「手術」を行う場合のトラブルや誤嚥性肺炎・感染症の予防と「放射線治療・薬物療法」を行う場合の口腔粘膜炎や口腔内感染症等に対するがん治療の支持療法と位置づけ、治療の向上をめざすものである。

▶ 患者に聞くこと

1）最近の体調・口腔内の自覚症状、摂食状態。
2）現在の治療状況（術前・術後・化学療法・放射線療法）。

3）化学療法中の場合（いつから・抗がん剤の種類・主治医からの注意、入院か通院か）。
4）放射線療法の場合（いつから・何回め・部位）。

▶ 主治医に聞くこと

1）患者の現在の全身状態、経過および重症度。
2）手術の予定と手術前にやっていてほしい歯科治療の内容。
3）化学療法中の場合（治療経過と今後の投薬予定）。
4）放射線療法の場合（照射部位・回数・期間・総線量）。
5）骨転移に対してBP製剤の使用または使用予定はあるか（➡P.58参照）。

▶ 治療中の主症状

1）化学療法：がん化学療法に伴う口腔有害事象による痛みや感染のために、がん患者は口から食事を摂ることが困難になり、QOLが著しく低下する。口腔有害事象としては、直接作用として、口腔粘膜炎・味覚異常・口腔乾燥、二次的作用として歯性感染症・ヘルペス性口内炎・カンジダ性口内炎などが挙げられる。基本的に可逆性のものがほとんどで、治療終了後2～3週間以内に回復が望める。

2）放射線療法：放射線治療による口腔有害事象は、口腔がん・中咽頭がんなどの頭頸部がん患者に発症する。治療開始後2週間で発症する口腔粘膜炎は、がん治療を中断または中止させる重大な障害である。放射線による口腔有害事象としては、放射線性口腔乾燥・放射線性う蝕・放射線性顎骨壊死があり、重症でかつ不可逆性の変化がほとんどである。

▶ 歯科治療上の注意点 （表⑩）

1）術前：術後肺炎、挿管時の歯牙脱落に対する予防として、口腔ケアの説明・口腔内診査・歯周検査・歯石除去・セルフケア指導・義歯調整・動揺歯の固定・その他、必要な歯科治療。
2）化学療法：口腔ケア（口腔内清潔保持）・口腔内保湿（口腔粘膜炎がしみない生理食塩水や、市販の等張洗口液の使用・保湿ジェル）、疼痛のコントロール（鎮痛薬による食事中の痛みのコントロール）。
3）頸部放射線療法：口腔ケア（唾液腺分泌低下のため自浄作用や唾液の免疫分

表⓾　がんの主な治療方針と特性および連携対象

	がん化学療法		放射線療法 （照射野に口腔を含むもの）		がん周術期	緩和ケア
治療方法	大量化学療法 造血幹細胞移植を含む	一般的がん化学療法	放射線治療単独	化学放射線療法	外科手術	がん終末期
治療実施形態	入院	入院 外来	入院 （外来）	入院	入院	入院 在宅
口腔内に起こる合併症	・口腔粘膜炎 ・歯性感染症 ・カンジダ、ヘルペス感染 ・味覚異常 ・GVHD（移植片対宿主病） ・口腔乾燥症	・口腔粘膜炎 ・歯性感染症 ・カンジダ、ヘルペス感染 ・味覚異常 ・口腔乾燥症 ・BP製剤による顎骨壊死	・口腔粘膜炎 ・歯性感染症 ・カンジダ、ヘルペス感染 ・口腔乾燥症 ・味覚異常 ・放射線性う蝕 ・顎骨壊死 　骨髄炎	・口腔粘膜炎 ・歯性感染症 ・カンジダ、ヘルペス感染 ・口腔乾燥症 ・味覚異常 ・放射線性う蝕 ・顎骨壊死 　骨髄炎	・術後創部感染 ・術後肺炎 ・挿管時の歯牙脱落、破折	・口臭（不衛生） ・歯性感染症 ・味覚異常 ・口腔乾燥症 ・誤嚥性肺炎 ・義歯不適合 ・カンジダ、ヘルペス感染

泌作用が働かなくなる）、口腔内保湿（放射線性口腔乾燥の適応として塩酸ピロカルピンが承認されている）、感染予防（口腔乾燥やう蝕が悪化すると上顎の骨や下顎の骨に感染し、骨髄炎や骨壊死に発展する場合がある）。その他舌に放射線が照射された場合、味覚障害が起こる可能性がある。照射範囲が狭ければ半年〜1年後に味覚はほぼ回復するが、範囲が広いと長年にわたり味覚低下が持続することがある。

4）BP製剤を使用する予定の患者に対して：骨壊死リスク軽減のための口腔ケアと予防。

メモ
【周術期口腔機能管理の流れ】
　がん手術に関する周術期口腔機能管理の流れは、①病院（歯科あり）→地域歯科診療所、②病院内完結、③病院（歯科なし）→地域歯科診療所、の3つのパターンがある。
　周術期口腔機能管理を算定するためには、周術期口腔機能管理計画策定（周計）の計画書と周術期口腔機能管理（周管）の報告書を、がん治療を行う医師からの診療情報提供書をもとに作成しなければならない。そのため、歯科医療者にもがん治療の大まかな知識が必要となる。

2. 舌痛症の患者が来院したとき

口腔関連疾患

▶ 歯科医師として知っておきたいこと

1）舌痛症は原因不明の舌の痛みであり、器質的な変化を認めない。
2）「ヒリヒリする」と患者はよく表現する。
3）痛みの部位は、舌尖や舌縁が多い。
4）がん恐怖症のことがある。
5）何かに集中しているときや食事時は痛みを忘れることがある。
6）時間帯で痛みが変化し、夕方から夜間に痛みが悪化する。
7）女性に多く、舌痛を歯あるいは補綴物と関連づける心気的な傾向、不安やうつ状態がみられることがある。
8）鉄欠乏性貧血、亜鉛欠乏症、口腔乾燥症、口腔カンジダ症、さらには糖尿病などの疾患により、舌の痛みを訴えることがあるので鑑別を要する。

▶ 患者に聞くこと

1）どのような痛みで、部位はどこか。また、口腔内が乾燥するような感じはないか。
2）耳鼻科や内科などの他科も受診していないか。
3）がんを不安に思うようなできごとがないか。
4）基礎疾患の有無と服用薬があるか。

▶ 歯科治療上の注意点

1）器質的変化がなく原因不明であることから、患者はいろんな病院を受診している可能性がある。患者の訴えを十分に受け入れる姿勢が大切である。
2）治療薬として、三環系抗うつ薬の有効性が報告されている。
3）心因的な要因を取り除く作用と唾液分泌を促進する効果を期待して、漢方薬（加味逍遥散、柴朴湯など）の服用も有効である。
4）鉄欠乏性貧血、亜鉛欠乏症、ビタミン欠乏症、糖尿病などに随伴する症状が疑われる場合は内科を紹介する。シェーグレン症候群が疑われる場合は口腔外科に紹介をする。

3. 口腔乾燥症の患者が来院したとき

▶ 歯科医師として知っておきたいこと

1）口腔内乾燥により、会話や食事などの機能低下、口渇感、舌の痛みやひび割れ、味覚障害、う蝕の多発、歯周病、口臭、口内炎・口角炎などの症状がでるおそれがある。

2）唾液分泌の低下や、過剰な口腔粘膜水分の蒸発が原因であり、全身状態に起因する場合、口腔内に起因する場合、嗜好品や生活習慣に起因する場合がある。
①全身状態に起因する場合：シェーグレン症候群（⇒P.40参照）、糖尿病、尿崩症、甲状腺機能亢進症・低下症がある。ストレスや高血圧、睡眠薬や抗うつ薬などの服用薬による副作用として口腔乾燥症を生じる場合がある。また加齢によって口蓋腺の分泌低下も原因となることがある。
②口腔内に起因する場合：口呼吸や頭頸部への放射線治療が挙げられる。また、舌や頬筋などの口腔機能低下も唾液の分泌低下の原因になる。
③嗜好品や生活習慣に起因する場合：コーヒー、紅茶、緑茶が挙げられる（これらはカフェインを含み、高い利尿作用を有し脱水を起こす）。また、水分摂取量の不足や不十分な咀嚼回数も口腔乾燥の一因となる。微量元素の亜鉛の摂取不足は粘膜細胞の再生を阻害し、口腔乾燥の症状を助長すると考えられている。

▶ 歯科治療上の注意点

1）全身的な要因に起因するものは、その疾患の治療を優先する。
2）嗜好品や生活習慣も原因として考えられる場合は、生活指導を行う。とくにコーヒーやお茶の飲みすぎの場合、水の摂取を励行する。
3）口腔機能の低下が疑われる場合は、舌や頬の運動機能の向上を図る目的で、口腔機能訓練を指導する。また、唾液腺マッサージも有効である。
4）対症療法として人工唾液（サリベート®）、保湿剤（絹水®、オーラルウェット®、オーラルバランス®、リフレケア®、オーラルコート®など）、うがい薬（マウスウォッシュ®、マウスコンディショナー®）による保湿がある。

4. ビスホスホネート製剤を服用中の患者が来院したとき

口腔関連疾患

▶ 歯科医師として知っておきたいこと

1) ビスホスホネート（以下BP）製剤は、破骨細胞の活動を阻害し、骨の吸収を防ぐ薬で骨粗鬆症、変形性骨炎（骨ページェット病）、腫瘍（高カルシウム血症の有無にかかわらず）の骨転移、多発性骨髄腫、骨形成不全症、そのほかに骨の脆弱症を特徴とする疾患の予防と治療に用いられる（表⓫［→P.60］）。
2) BP製剤の副作用による顎骨壊死（BRONJ）は重篤であり、有効な治療は確立されていない。また発生頻度は、抜歯、歯科インプラントの埋入、歯根端切除手術、骨への侵襲を伴う歯周外科処置などの観血的処置を、注射用BP製剤投与患者に施行した場合、施行しない患者に比べて、BRONJの発現率が7倍以上になるとされている。
3) 診断基準は、8週以上続く顎骨の露出、BP製剤の服用の既往、放射線治療の既往がないことである。
4) BP製剤の静注の場合だけでなく、内服の場合でも発症する可能性はある。発生頻度は、注射用製剤で累積発現頻度は「0.8～12％」と推定され、経口製剤では「10万人あたり0.7件／年」と算定されている（米国口腔外科学会）。
5) 典型的な臨床症状は、疼痛、軟組織の腫脹および感染、歯の動揺、排膿、骨露出である。一部の症例では、歯・歯周疾患に類似した症状を訴えることがある。しかし、標準的な歯科治療には反応しない。
6) BRONJは、数週間から数ヵ月の間、症状が認められないことがある。
7) BRONJの危険因子として、ステロイド剤、糖尿病、喫煙、飲酒、口腔衛生の不良、化学療法薬が挙げられる。

▶ 患者と主治医に聞くこと

1) 基礎疾患（骨粗鬆症、がんの骨転移など、BP製剤の投与されている理由）は何か。
2) 投与期間。
3) 注射薬か内服薬か。
4) 糖尿病、リウマチの有無。
5) BP製剤と合わせてステロイド剤は服用しているか。

▶ 歯科治療上の注意点

1）BP系製剤開始前
　①感染源の除去を目的として抜歯、歯周治療、根管治療、義歯などの歯科処置は前もって行う。
　②侵襲の大きなインプラント治療や完全埋伏歯抜歯は避ける。
　③不完全埋伏歯および被覆粘膜の薄い下顎隆起、口蓋隆起は前もって除去し、骨治癒期間を待ってからBP系製剤の治療を開始する。
　④可能であれば歯科治療が終了するまでBP系製剤投与の延期を依頼する。

2）BP系製剤投与中
　①歯科医師による骨露出の有無のチェックと必要に応じてX線診査を行う。
　②口腔内清掃の励行と、定期的な口腔管理。
　③抜歯、歯周外科、インプラント埋入などの顎骨に侵襲が及ぶ口腔外科処置は避ける。
　④軽度の動揺歯は固定し、膿瘍を伴う高度の動揺歯は抜歯し抗菌薬を投与する。
　⑤義歯装着は可能だが、過剰な力が加わらないように調整する。

3）口腔外科処置を行わなければならない場合
　①服用期間が3年未満でリスク因子がない場合は、通常の処置を行う。
　②経口薬の場合：服用期間が3年以上、あるいは3年未満でもリスク因子（ステロイド服用など）がある場合は、主治医と連絡をとり可能であれば、少なくとも3ヵ月間は服用を中止し、治療後も骨の治癒傾向が認められるまでは中止を継続する。
　③注射薬の場合：投与中止の有用性については一定の見解はない。できるだけ観血的処置は避けることを考える。

＊経口投与3年未満での抜歯でもBRONJの発生は報告されている。したがって、観血的処置に関しては口腔外科専門の医療機関を紹介するか承諾書をとっておくことが望ましい。

＊ビスホスホネート以外でも骨粗鬆症治療などのデノスマブ（プラリア®皮下注60mg、ランマーク®皮下注120mg）には、顎骨壊死の副作用の可能性があるので注意する必要がある（表⓫参照）。

表❶ 日本で販売されているビスホスホネート製剤（Bisphosphonates）およびデノスマブの一覧

		一般名	製品名	適応症	投与量
ビスホスホネート	第一世代	エチドロネート （Etidronate） エチドロン酸二ナトリウム （Etidronate Disodium）	ダイドロネル® （Didronel）	骨粗鬆症/異所性骨化 /骨ページェット病	200mg or 400mg 2週間連日経口投与（10～12週毎）
	第二世代	アレンドロネート （Alendronate） アレンドロン酸 ナトリウム水和物 （Alendronate sodium hydrate）	テイロック® （Teiroc）	悪性腫瘍による 高カルシウム血症	10mg/静注 4時間
			フォサマック® （Fosamac）	骨粗鬆症	35mg/週1回 経口投与 5mg/連日 経口投与
			ボナロン® （Bonalon）	骨粗鬆症	35mg/週1回 経口投与 5mg/連日 経口投与
		パミドロネート （Pmidronate） パミドロン酸二ナトリウム （Pamidronate Disodium）	アレディア® （Aredia）	悪性腫瘍による 高カルシウム血症 乳がんの溶骨性骨転移	90mg/静注 4時間以上
		ゾレドロネート （Zoledronate） ゾレドロン酸水和物 （Zoledronic Acid Hydrate）	ゾメタ® （Zometa）	悪性腫瘍による 高カルシウム血症 多発性骨髄腫による 骨病変および固形がん 骨転移による骨病変	4mg/静注 15分以上
	第三世代	インカドロネート （Incadronate） インカドロン酸二ナトリウム （incadronate disodium）	ビスフォナール® （Bisphonal） →生産中止	悪性腫瘍による 高カルシウム血症	10mg/静注 2～4時間
		リセドロネート （Risedronate） リセドロン酸ナトリウム水和物 （sodium risedronate hydrate）	アクトネル® （Actonel）	骨粗鬆症	2.5mg/連日 経口投与
			ベネット® （Benet）	骨粗鬆症	2.5mg/連日 経口投与
デノスマブ		デノスマブ （Denosumab）	プラリア®皮下注 （Pralia）	骨粗鬆症	60mg/6ヵ月に 1回、皮下投与
			ランマーク®皮下注 （Ranmark）	がん細胞の骨転移に よる骨病変	120mg/4週間に 1回、皮下投与

5. 摂食嚥下障害の患者が来院したとき

▶ 歯科医師として知っておきたいこと

摂食嚥下障害の原因としては、
① 器質的原因
② 機能的原因
③ 心因的原因
④ 加齢による嚥下機能の低下がある。

① 器質的原因：う蝕、歯周炎、咽頭炎、喉頭炎、アフタといったものや口腔や咽頭部の腫瘍などが挙げられる。

② 機能的原因：脳血管障害の後遺症、パーキンソン病などの神経疾患、さらには薬剤の副作用なども挙げられる。

③ 心因的原因：認知症、うつ病、心身症が挙げられる。

④ 加齢：口腔、咽頭、食道の筋機能低下が生じたり、唾液減少や唾液の性状変化、さらには歯の喪失に伴う顎位の不安定化などが摂食嚥下機能を低下させる。

▶ 摂食嚥下のメカニズム

摂食嚥下は以下のステップに分解することができる。

食物の認識→捕食→咀嚼と食塊形成→口腔相（奥舌への食塊の移送、咽頭への送り込み）→咽頭相（咽頭通過）→食道相（食道通過）。

このうち嚥下障害に最も関係するのが咽頭相で、鼻腔や気管に入らないように鼻咽腔閉鎖や喉頭蓋の閉鎖が食塊の流れとリズムよく協調しないと誤嚥につながる。また、歯牙欠損や咀嚼不全があると食塊形成が不全となり、咽頭貯留が起こる。

▶ 診査

1) 摂食嚥下障害を本人や家族が訴えないこともあるので、むせや咳、誤嚥性肺炎の既往を確認する。また、体重減少、脱水、低栄養、食欲不振がみられる場合にも疑う必要がある。

2) 機能検査
   ① 反復唾液飲みテスト（RSST）：
   患者に空嚥下を反復してもらい、嚥下反射の随意的な惹起能力を評価するス

クリーニング法。口腔乾燥がある場合には湿潤させてから施行する。

> 評価　30秒間に3回以上であれば良好
> 　　　30秒間に2回以下であれば不良

②改訂水飲みテスト（MWST）：
　3mLの冷水を口腔内に入れて嚥下してもらい、嚥下反射誘発の有無、むせ、呼吸の変化を評価する。3mL冷水の嚥下が可能な場合には、さらに2回の嚥下運動を追加して評価する。評点が4点以上の場合は、最大3回まで施行し、最も悪い評点を記載する。

> 評点　1点　嚥下なし、むせまたは呼吸変化を伴う
> 　　　2点　嚥下あり、呼吸変化を伴う
> 　　　3点　嚥下あり、呼吸変化はないが、むせあるいは湿性嗄声を伴う
> 　　　4点　嚥下あり、呼吸変化なし、むせ、湿性嗄声なし
> 　　　5点　4点に加え、追加嚥下運動（空嚥下）が30秒以内に2回以上可能
> 　　　判定不能　口から出す、無反応

③フードテスト：
　ティースプーン1杯（3〜4g）のプリンなどを嚥下させて、その状態を観察する。嚥下が可能な場合には、さらに2回の嚥下運動を追加して評価する。評点が4点以上の場合は、最大3回まで施行し、最も悪い点を記載する。

> 評点　1点　嚥下なし、むせまたは呼吸変化を伴う
> 　　　2点　嚥下あり、呼吸変化を伴う
> 　　　3点　嚥下あり、呼吸変化はないが、むせあるいは湿性嗄声や
> 　　　　　口腔内残留を伴う
> 　　　4点　嚥下あり、呼吸変化なし、むせ、湿性嗄声なし、追加嚥下で口
> 　　　　　腔内残留は消失
> 　　　5点　4点に加え、追加嚥下運動（空嚥下）が30秒以内に2回以上可能
> 　　　判定不能　口から出す、無反応

④嚥下内視鏡検査（VE）。
⑤ビデオ嚥下造影法（Videofluorography VF）：ビジュアルに嚥下を観察する。

▶治療

器質的原因に対しては、その疾患に対する治療を行う（歯科的には、う蝕治療、歯周病治療、義歯による咬合回復）。

機能的原因や加齢に伴う機能低下に対しては、以下のトレーニングが現在行われている。

①嚥下パターン訓練
②喉のアイスマッサージ
③氷なめ
④口すぼめ呼吸とストロー呼吸
⑤咳嗽訓練
⑥挺舌運動
⑦口腔周囲筋の運動とマッサージ

実際に飲み込めない人に対しては、食形態の変更（嚥下食など）、食事の姿勢、介助方法などの指導が必要となる。

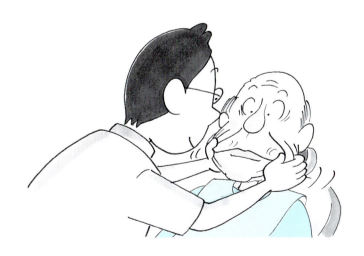

鼻腔の病気

1. 副鼻腔炎の患者が来院したとき

▶ 歯科医師として知っておきたいこと

1）副鼻腔とは、鼻腔に隣接した骨内に存在する空洞であり、前頭洞、篩骨洞、上顎洞、蝶形骨洞の4つがある。この部位の内面の粘膜が感染して炎症を生じたものが副鼻腔炎である。
2）副鼻腔炎のなかで、歯科と密接な関係があるのが上顎洞炎である。上顎洞炎は鼻が原因である鼻性上顎洞炎と歯が原因の歯性上顎洞炎の2種類に分けられる。
3）症状としては、上顎洞部の痛み、偏頭痛、頭重感、眼痛、鼻漏、鼻閉、臭覚減退、歯痛などが挙げられる。そのため、患者は耳鼻科か歯科のどちらかを受診することが多い。そのため、鼻性と歯性の鑑別が必要となる。
4）アレルギー性鼻炎との鑑別も必要（➡P.41参照）。

▶ 歯科治療上の注意点

1）パノラマX線写真などによる上顎洞陰影の左右差。
2）デンタルX線写真による患側上顎洞と歯の位置関係（根の近接状態、硬固白線の消失）。
3）デンタルX線写真による近接歯の状態（カリエスの有無、生活歯か失活歯か、歯周組織の状態など）。
4）痛みの状態（放散痛あるいは限局痛、圧痛の部位、咬合痛など）。
5）歯性が疑われる場合、CTによる精査が必要なことが多い。

▶▶▶ 付 録

付録 1. 一次救命処置（BLS）の手順

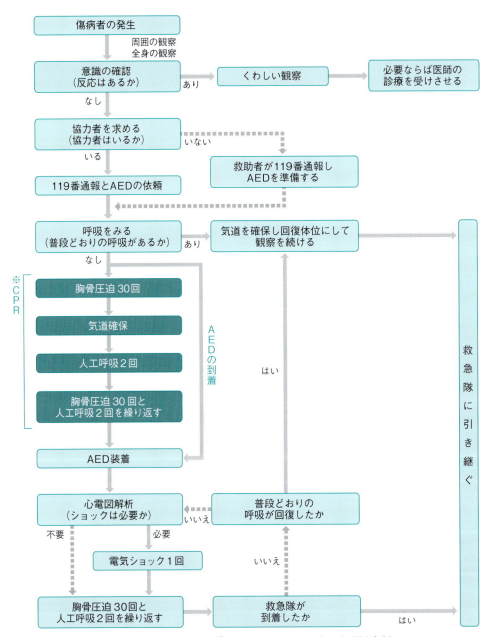

図❶ 一次救命処置フローチャート（『JRCガイドライン2010』より引用改変）

※CPRについて
・ただちに胸骨圧迫を開始する。強く（成人は少なくとも5cm、小児は胸の厚さの約1/3）、速く（少なくとも100回／分）、絶え間なく（中断を最小にする）。
・人工呼吸ができる場合は、30：2で胸骨圧迫に人工呼吸を加える。人工呼吸ができないか、ためらわれる場合は胸骨圧迫のみを行う

2. 一次救急医薬品とその使い方

表❶　救急薬品と使用方法

	適応	薬品名	使用方法
静注が必要なもの	デンタルショック 徐脈（40回/min以下）	アトロピン®注0.05% シリンジ「テルモ」 0.5mg/1mL/1A （副交感神経遮断薬）	0.01mg/kg（約50kgの人で1A） 静注または筋注 投与後：心拍数↑、気道分泌↓ 【禁】緑内障、前立腺肥大
	心停止 アナフィラキシー 喘息発作	アドレナリン®注0.1% シリンジ「テルモ」 1mg/1mL/1A	10～20倍に希釈して1mLずつ 静注または気管内投与 原液0.3mL筋注
筋注	収縮期血圧が 80mmHg以下	エホチール® 10mg/1mL/1A （昇圧薬）	2.0～10mgを筋注 または10倍に希釈して 1～2mLずつ静注
	精神的興奮	ドルミカム® 10mg/2mL/1A （鎮静薬）	5～10mgを筋注 または0.07mg/kg静注
	じんま疹、浮腫、喘息発作 などのアレルギー症状	アタラックス-P®注射液 25mg/1mL/1A	50～100mgを筋注
その他	低酸素症 ショック時 意識消失時	酸素	3～5L/minの流量酸素をマスクか鼻カニューレで吸入。自発呼吸がないか、呼吸抑制が強い場合には人工呼吸
	高血圧脳症などで頭痛などの症状を伴う異常高血圧、高血圧性緊急症	アダラート®カプセル 10mg/1CAP（降圧剤）	1カプセルに25Gの注射針で穴をあけ、コップに4滴（3mgに相当）滴下し、30mLの水に溶かし内服
	狭心症発作（胸痛）	ニトロペン®舌下錠 0.3mg/1T（冠拡張薬）	狭心症発作時に1～2錠舌下投与
	喘息発作 慢性気管支炎 肺気腫の症状	メプチンエアー® 10mg/5mL （喘息治療薬）	吸入で使用 一度の吸入量は、成人で2回、小児は1回、よく振ってから使用すること
	高血圧性緊急症 急性心不全 血圧降下剤	ペルジピン® 2mg/2mL（降圧薬）	2～10μg/kg/分で点滴静注 急いで血圧を下げたいときは原液1～2mLをゆっくり静脈内投与する 【注】急速投与で過剰血圧降下の危険あり。ゆっくり、1分以上時間をかけて投与すること

3. 誤嚥・気道内異物の対処

通常、異物が気管、気管支に吸引された場合を誤嚥、食道、胃内に落ちた場合を誤飲と呼ぶ。

誤嚥の症状は、咳嗽、呼吸困難、喘鳴など。誤飲の症状は、嚥下痛、通過障害、異物感など。

異物を口腔内へ落とした場合、ただちに術者の指等を口腔内に入れる。こうすると患者は口を閉じることができないので、異物は落ちた場所に留まっていることが多い。

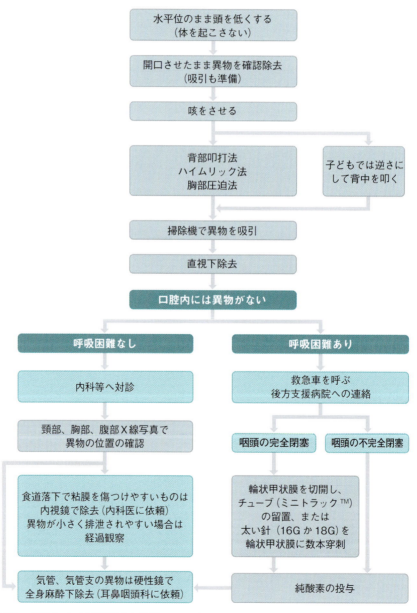

図❷　異物による気道閉塞の処置フローチャート
（吉田和市：最新歯科 救急救命処置ビジュアルガイド．砂書房，東京，2012．より引用改変）

4. 歯科麻酔薬の使用上の注意点

▌リドカイン（キシロカイン®、リドカイン®、レオ®、インドロール®、オーラ®他）

効果・効能：歯科領域における浸潤麻酔または伝達麻酔
用法・用量：浸潤または伝達麻酔、成人0.3～1.8mL、口腔外科手術では3～5mL
禁忌：アニリド系局所麻酔薬過敏症、血管収縮薬過敏性心不全、高血圧動脈硬化、甲状腺機能亢進、糖尿病、血管けいれん
慎重投与：ハロゲン含有吸入麻酔薬使用中、三環系抗うつ薬またはMAO阻害薬服用中高齢者
副作用：ショック（血圧降下、顔面蒼白、脈拍異常、吸収抑制）、まれにキシロカインに対するアレルギー　まれに悪性高熱（頻脈、不整脈、血圧変動、体温上昇、筋強直、チアノーゼ、過呼吸、発汗、アシドーシス、高カリウム血症等を伴う）、振戦、けいれん、眠気、不安、興奮、霧視、眩暈　悪心、嘔吐、過敏症（蕁麻疹、浮腫など）
妊婦：一般的に可。しかしながら安全性は確立していない。有益性が優るときのみ。

▌トリカイン（バイカイン®）

リドカインに同じ

▌メピバカイン（カルボカイン®、スキャンドネスト®）

リドカインに同じ

▌プロピトカイン（シタネストカートリッジ®）

禁忌：メトヘモグロビン血症　他はリドカインに同じ
副作用：まれにメトヘモグロビン血症　他はリドカインに同じ

▌プロピトカイン（シタネスト-オクタプレシン®）

効果・効能：浸潤麻酔、伝達麻酔、成人1回1管（1.8mL）
禁忌：メトヘモグロビン血症、アニリド系局所麻酔薬過敏症
副作用：まれにメトヘモグロビン血症、ショック、振戦、けいれん、眠気、不安、興奮、霧視、眩暈、悪心、嘔吐、過敏症
妊婦：一般的に可。安全性は確立していないので有益性が優るときのみ

5. 出血と局所止血の方法

出血原因

- 全身的原因と局所的原因があり、多くの場合局所的原因により起こる。
- 全身的原因としては、血液疾患（再生不良性貧血、白血病など）と出血性素因がある。
- 出血性素因には、血小板の異常によるもの（特発性血小板減少性紫斑病）、血液凝固因子の異常によるもの（血友病［➡P.35参照］）、血管の異常によるもの（Osler病など）がある。
- ワーファリン®や抗血小板薬（バイアスピリン®やプラビックス®など）を服用中の患者、肝機能障害（肝がん、肝硬変など）の患者にも出血傾向が認められる。
- 局所的原因には、抜歯窩内の不良肉芽組織の残存、歯槽骨骨折、骨内血管の損傷、周囲軟組織の損傷などがある。

止血法

1) 一時的止血法
　①圧迫法、②指圧法、③緊縛法、④栓塞法
2) 永久的止血法
　①結紮法、②挫滅法および捻転法、③創縁縫合法、④焼灼法、⑤骨出血に対する挫滅法、塞栓法
3) 薬剤による止血法
　①局所的止血剤（エピネフリン®、スポンゼル®、サージセル®、アビテン®、ボーンワックス®）
　②全身的止血剤（血液凝固促進酵素剤；レプチラーゼS®、ビタミンK製剤；ケーワン®、抗プラスミン剤；トランサミン®、カルバゾクロム製剤；アドナ®）

予防策

- 問診時に基礎疾患の有無、服薬状況を確認する。
- 抗血栓薬服用患者にはとくに、局所止血処置を厳重に行う。また、ワーファリン®服用者には、PT-INR値（➡P.75）を参考にする。
- 処置前に急性炎症は消炎させておく。
- 低侵襲的な操作を心がけ、炎症性不良肉芽は十分に除去する。
- ペニシリン系、セフェム系抗菌薬（メイアクト®、フロモックス®は除く）、NSAIDsの鎮痛薬（ロキソニン®、ボルタレン®など）はワーファリン®の効果を増強し、出血しやすくなる。

6. 血液検査の読み方とその意味

《血球算定検査》

基準値（成人）	疑うべき病気・原因
白血球数（WBC）（/μL）	
3,500～9,200	数値＞基準値 ①扁桃腺の炎症　②肺炎　③虫垂炎 ④白血病　⑤顎骨の炎症や蜂窩織炎 数値＜基準値 ①膠原病　②再生不良性の貧血 ③ウイルス感染　④HIV感染症（エイズ） ⑤悪性貧血　⑥敗血症 ⑦抗がん剤治療中の骨髄抑制
赤血球数（RBC）（10^4/μL）	
男性：420～554 女性：384～488	数値＞基準値 ①多血症 数値＜基準値 ①貧血
ヘモグロビン（Hb）（g/dL）	
男性：13.8～16.6 女性：11.3～15.5	数値＜基準値 ①貧血症　など
ヘマトクリット値（Hct）（%）	
男性：40.2～49.4 女性：34.4～45.6	数値＞基準値 ①多血症 数値＜基準値 ①貧血
血小板数（PLT）（10^4/μL）	
15.5～36.5	数値＞基準値 ①慢性骨髄性白血病　②真性多血症 数値＜基準値 ①再生不良性の貧血　②急性白血病 ③肝硬変　④骨髄抑制 ⑤特発性血小板減少性紫斑病（ITP）

《炎症反応検査》

基準値（成人）	疑うべき病気・原因
赤血球沈降速度（ESR・赤沈）（mm/1時間）	
男性：2～10 女性：3～15	数値＞基準値 ①結核　②リウマチ　③膠原病 ④貧血　⑤白血病　⑥がん（癌） ⑦肝臓疾患 数値＜基準値 ①多血症

C反応性蛋白（CRP）(mg/dL)	
0.3 以下	①炎症　②骨折　③膠原病の活動期 ④がん (癌)
リウマチ因子（RA）(IU/mL)	
20 以下	①悪性関節リウマチ　②慢性関節リウマチ

《血糖検査》

血糖（GLU）(mg/dL)	
75 〜 105	数値＞基準値 ①糖尿病 ②甲状腺機能亢進症などによる二次性糖尿病 ③すい臓がん (癌)　④急性膵炎 数値＜基準値 ①インスリノーマ　②副腎皮質機能低下症
ヘモグロビンA1C（HbA1c）(%)	
4.3 〜 5.8	数値＞基準値 ①糖尿病 ②甲状腺機能亢進症などによる二次性糖尿病 数値＜基準値 ①インスリノーマ　②副腎皮質機能低下症
グリコアルブミン (%)	
11.0 〜 16.0	数値＞基準値 ①糖尿病 ②甲状腺機能亢進症などによる二次性糖尿病 数値＜基準値 ①低タンパク症
インスリン（μU/mL）	
11.0 以下	①糖尿病

《生化学検査　肝臓・胆のう・脾臓検査》

総タンパク質（TP）(g/dL)	
6.3 〜 8.1	①低タンパク血症 (過少) ②ネフローゼ症候群 (過少) ③高タンパク血症 (過大)
アルブミン（Alb）(g/dL)	
3.8 〜 5.3	①低アルブミン血症　②肝機能障害 ③栄養失調　④ネフローゼ症候群

コリンエステラーゼ（ChE）(IU/L)	
男性：203～480 女性：180～360	①ネフローゼ症候群（高脂血症・低タンパク血症・浮腫）　②脂肪肝　③肝硬変 ④肝炎　⑤肝臓がん
乳酸脱水素酵素（LDH）(IU/L)	
125～237	①肝臓機能障害　②悪性腫瘍
アスパラギン酸アミノ基転移酵素（AST/GOT）(IU/L)	
9～38	①各種肝臓機能障害　②急性心筋梗塞 ③筋炎　④筋ジストロフィー
アラニンアミノ基転移酵素（ALT/GPT）(IU/L)	
4～36	①各種肝臓機能障害
γ-GTP（γ-グルタミルトランスフェラーゼ）(IU/L)	
男性：12～65 女性：9～27	①各種肝臓機能障害 ②胆のう障害
アルカリホスファターゼ（ALP）(IU/L)	
60～200	①各種肝臓機能障害　②胆のう障害 ③悪性新生物（がん）
総ビリルビン（T.B）(mg/dL)	
0.3～1.3	①溶血性黄疸　②肝細胞性黄疸 ③閉塞性黄疸　④脳障害
直接ビリルビン（D.B）(mg/dL)	
0.0～0.2	①肝炎　②胆石　③胆道がん
アミラーゼ（AMY）(IU/L)	
男性：39～156 女性：57～174	①膵炎　②唾液腺炎

《腎機能検査》

尿素窒素（BUN）(mg/dL)	
9～21	①腎炎　②萎縮腎　③腎血流量減少
クレアチニン（CRE）(mg/dL)	
男性：0.6～1.2 女性：0.4～0.9	①腎疾患

7. 出血傾向がある場合の対応

出血傾向の原因とその疾患

1）血小板の異常
　①特発性血小板減少性紫斑病（ITP）……自己免疫疾患の1つ。治療はステロイドと脾臓摘出。
　②血小板無力症……血小板数は正常であるが、その機能が失われる。
2）凝固系異常
　①血友病……血友病Aは第Ⅷ因子が、血友病Bは第Ⅸ因子が欠如。どちらも伴性遺伝する。内因系の異常であるため、APPTが延長する。
3）血小板および凝固系の異常
　①von Willebland病……von Willebland因子（血小板粘着能、第Ⅷ因子安定化に関与する）の欠如。血小板数は正常であるが、その機能が低下する。APPTは延長し、PTは正常。相対的に凝固時間は延長する。
　②DIC……血小板数および血小板機能低下により出血時間は延長。また、APPTおよびPT延長のため、凝固時間も延長する。
4）血管壁の異常
　①Schönlein-Henoch紫斑病……アレルギー反応により血管壁が破壊される。
　②Osler病……遺伝性出血性疾患。

出血傾向にある患者

- 抗凝固薬の服用者
- 高血圧症
- 糖尿病
- 腎疾患／肝疾患
- 貧血／血液疾患
- 精神／神経疾患
- 妊娠中
- 生理中

抜歯について

　抗血栓療法患者の抜歯は、抗凝固薬（ワーファリン®）服用患者ではPT-INR値が3.0以下であれば、適切な止血処置を行うことにより、ワーファリン®を中断することなく抜歯することが可能である。また、抗血小板薬も継続下に抜歯することが望ましい。なお、抗血栓薬は止血機能を阻害し出血性合併症を増加させるので、抗血栓効果のみなら

ず出血リスクとのバランスも考慮する必要があり、医科のみならず第3次歯科医療機関との密なる医療連携を構築したうえでの実践が肝要である。

PT-INR値とは

プロトロンビンが血液凝固に至るまでの時間（プロトロンビン時間）を国際的に標準化した数値。正常値は1.0で数値が大きくなるほど、血液が固まりにくいことを意味する。

その他歯科治療時の注意点

- 正常人と同程度に欠乏凝固因子が補充されていれば、歯科治療は可能である。
口腔内は安静をはかりにくい場所なので観血的処置時には、シーネ、縫合、サージカルパック、スポンゼル®やオキシセル®を活用する。
- 凝固能の異常の場合、一次止血後の後出血に注意し局所止血を必ず行う。
- 局所麻酔では血管収縮薬配合の局麻を使い、大きな血管（大口蓋動静脈、オトガイ動静脈など）を損傷しないよう注意する。伝達麻酔は禁忌。
- 抜歯窩の不良肉芽は徹底して掻爬し、線維素溶解現象による出血の原因をできるだけ排除する。
- 歯内療法では、リーマー操作を確実に根管内にとどめる。
- 歯石除去時は、出血に注意する。また、縁下歯石除去は1回1/4～1/6顎にとどめ、歯周パックを必ず行うようにする。
- バキューム操作については、同じ箇所にとどめない。口底や頬粘膜に血腫をつくることがある。
- 可撤性義歯については、新義歯として装着したら、Dullにならないよう頻回に義歯調整を行う。
- 電気メスは使わない。凝固の促進にはなるが、組織壊死を起こす可能性があるので後出血を生じることがある。

8. 投薬注意薬剤

　本頁では歯科医療の際によく使用される抗菌薬と酸性非ステロイド性抗炎症薬（酸性NSAIDs）に限定し、代表的な組合せを中心に紹介する。実際の使用にあたっては薬物の添付文書などの情報・併用注意・併用禁忌に注意する必要がある。

抗菌薬各薬剤との相互作用

表❷　抗菌薬と各薬剤との相互作用

抗菌薬	抗菌薬との併用薬（有害反応）
テトラサイクリン系	金属含有製剤（吸収阻害による抗菌薬効力低下）
ニューキノロン系	金属含有製剤（吸収阻害による抗菌薬効力低下）
セフェム系	金属含有製剤（吸収阻害による抗菌薬効力低下）
マクロライド系	テオフィリン（テオフィリン中毒）
マクロライド系	種々の薬物（チトクローム P450 阻害により併用薬の濃度上昇）
ニューキノロン系	テオフィリン（テオフィリン中毒） 種々の薬物（マクロライドと同様）
ニューキノロン系	酸性 NSAIDs（痙攣）
エステル型セフェム	H_2 ブロッカー（吸収阻害による抗菌力低下）

酸性非ステロイド性抗炎症薬（酸性NSAIDs）の薬物間相互作用

表❸　酸性非ステロイド性抗炎症薬（酸性NSAIDs）の薬物間相互作用

併用薬物	有害作用、メカニズムなど
ニューキノロン系抗菌薬	痙攣、中枢神経症状、フルルビプロフェン、ケトプロフェンなどの酸性 NSAIDs とで併用禁忌の組合せがある
ワーファリン	ワーファリンの作用増強
トルブタミドなど（スルホニル尿素系）	経口糖尿病薬トルブタミドの作用が増強され低血糖になる（ほかにクロルプロパミド、グリベンクラミド）
炭酸リチウム	躁病治療薬、作用増強で振戦、痙攣などのリチウム中毒
ジゴキシン	強心薬ジゴキシンの副作用増強
利尿薬（ループ系、チアジド系）	利尿薬の作用減弱
ステロイド薬	双方に胃腸障害の副作用があり、互いに増強する
酸性 NSAIDs	相互に胃腸障害を増強する
HIV 感染症治療薬	リトナビル、ジドブジンと酸性 NSAIDs の組合せで併用禁忌、併用注意のものがある
降圧薬	β遮断薬、ACE 阻害薬などの作用減弱
メトトレキサート	メトトレキサートの副作用増強
フェニトイン	フェニトインの血中濃度が上昇し、作用増強

【参考文献】

1) 吉田和市：最新歯科救急救命処置ビジュアルガイド．砂書房，東京，2012．
2) 金子明寛，他：歯科における薬の使い方2011-2014．デンタルダイヤモンド社，東京，2010．
3) 金子明寛，他：歯科における薬の使い方2015-2018．デンタルダイヤモンド社，東京，2014．
4) 見崎 徹，伊東隆利，渋谷 鑛：歯科医の為の救急処置マニュアル第2版．医歯薬出版，東京，2008．
5) 西田百代，椙山加綱：有病高齢者歯科治療のガイドライン-上巻．クインテッセンス出版，東京，2013．
6) 西田百代，椙山加綱：有病高齢者歯科治療のガイドライン-下巻．クインテッセンス出版，東京，2014．
7) 白川正順，他：チームのための有病者歯科治療．クインテッセンス出版，東京，2008．
8) 藤井一維，他：歯科医院のための全身疾患医療面接ガイド．メディア株式会社，東京，2013．
9) 椙山加綱：ヒヤリ・ハットこんなときどうする？歯科治療時の救急テクニック1 第2版．永末書店，京都，2011．
10) 椙山加綱：ヒヤリ・ハットこんなときどうする？歯科治療時の救急テクニック2 第1版．永末書店，京都，2005．
11) 藤井 彰，秋元芳明：新妊婦・授乳婦の歯科治療と薬物療法．砂書房，東京，2009．
12) Robert E.Marx，日本口腔外科学会翻訳：顎骨壊死を誘発するビスフォスフォネート．クインテッセンス出版，東京，2009．
13) 長崎県保険医協会編集：病気を持った患者の歯科治療．全国保険医団体連合会，東京，1998．
14) 白川正順，河村 博，伊東隆利：有病者歯科診療．医歯薬出版，東京，2000．
15) 和気裕之，渋谷 鑛，中久木康一：全身疾患VS歯科治療—有病者歯科ポケットブック．デンタルダイヤモンド社，東京，2010．
16) 高杉嘉弘：歯科診療で知っておきたい全身疾患の知識と対応．学建書院，東京，2013．
17) 白川正順，他：医療連携に役立つ有病者歯科マニュアル．医学情報社，東京，2013．
18) 西田百代：イラストでわかる有病高齢者歯科治療のガイドライン．クインテッセンス出版，東京，2008．
19) 一戸達也，住友雅人，編：来院時から急変時まで患者さんの全身管理．医歯薬出版，東京，2005．
20) 白川正順，他：ピンポイントで読むチームのための有病者歯科医療．クインテッセンス出版，東京，2008．
21) 上田 裕，須田英明，長尾正憲，道 健一：有病者・高齢者歯科治療マニュアル．医歯薬出版，東京，2006．
22) 日本高血圧学会高血圧治療ガイドライン作成委員会編：高血圧治療ガイドライン2009．ライフサイエンス出版，東京，2009．
23) 日本有病者歯科医療学会，他編：科学的根拠に基づく抗血栓療法患者の抜歯に関するガイドライン2010年版．学術社，東京，2010．
24) 熊本市歯科医師会学術委員会，編：チェアーサイドの有病者歯科治療ガイドブック．熊本市歯科医師会，熊本，1994．

索引

A ADL［日常生活動作］ 19
AIDS 44
ATL 33
B B型肝炎 26
BLS 66
C C型肝炎 26
CD4リンパ球数 44
CKD（慢性腎臓病） 29
D DIC 74
H HbA1c値 21
HIV感染症 44
HIV-RNA量 44
HTLV-1 34
I IgE値 24
L L-DOPA製剤 50
N NSAIDs 25, 28
NYHA心機能分類 13
O On-off現象 50
Osler病 70, 74
P PT-INR値 13, 18, 75
S Schönlein-Henoch紫斑病 74
SNRI 46
STS抗体価 43
V von Willebland病 74
W Wearing-off現象 50

あ 亜鉛欠乏症 56
アスピリン 18
アスピリン喘息 25
アセトン臭 20
アダラート 9
アテトーゼ型 49
アトピー性皮膚炎 41
アナフィラキシーショック 38
アルツハイマー病 49
アレルギー性鼻炎 41
アレルゲンテスト 25
アンモニア臭 30
い 胃炎 28
胃潰瘍 28
意識消失 47
胃・十二指腸潰瘍 28
易出血性 22

易感染性 24, 29, 30
一次救急医薬品 67
一次救命処置 66
一時的止血法 70
因子補充療法 35
インターフェロン治療 26
インドロール 69
インプラント埋入 59
う うがい薬 57
うつ病 46
え 永久的止血法 70
エイズ関連症候群（ARC） 44
壊死性潰瘍性歯周炎 33
エストロゲン 23
エナメル質減形成 49
嚥下内視鏡検査 63
お 黄疸 27
おうむ返し 48
オーラ 69
オーラルジスキネジア 50
か 改訂水飲みテスト 62
過換気症候群 16
顎骨壊死（BRONJ） 58
活性型ビタミンD 23
活性化部分トロンボプラス
チン時間 35
カナダ心臓血管学会（CCS）
の狭心症の重症度分類 11
カポジ肉腫 44
加味逍遙散 56
カルシウム拮抗薬 9
カルシウム製剤 23
ガルバニー電流 39
肝炎 26
がん恐怖症 56
カンジダ症 44
関節リウマチ 36, 40
漢方薬 56
き 期外収縮 14
気管支拡張薬 24
気管支喘息 24
キシロカイン 69
気道内異物 68
凝固時間 33

狭心症 9, 10
狭心痛 12
局所止血 70
局所的止血剤 70
起立性低血圧 16, 50
金属アレルギー 39
け 痙攣発作 47
外科用床副子 34
下血 28
血液検査 71
血小板数減少 27
血小板無力症 74
血友病 35, 74
こ 誤飲 68
抗うつ薬 46
口角炎 57
口渇感 57
抗凝固薬 12
口腔カンジダ症 56
口腔乾燥症 56
抗痙攣剤 49
高血圧症 8
抗血小板薬 12, 70
抗血栓療法 17
膠原病 40
甲状腺機能亢進症 23
甲状腺クリーゼ 23
甲状腺分泌ホルモン 23
硬性下疳 42
誤嚥 68
呼吸困難 24
黒色便 28
骨形成不全症 58
骨粗鬆症 36
骨転移 58
さ サージカルパック 34, 35
催奇形性 51
柴朴湯 56
三環系抗うつ薬 46
し ジアセパム 47
シェーグレン症候群 40, 56
篩骨洞 64
シタネスト-オクタプレシン
11, 69

	実質性角膜炎	42	多剤併用療法（HAART） 44	パッチテスト	25, 39
	自閉症	48	立ちくらみ 16	ハッチンソン歯	42
	シャント	32	多発性骨髄腫 58	ハッチンソンの三徴	42
	周産期障害	49	ち▶ チアノーゼ 47	パニック障害	46
	周術期がん治療	53	智歯周囲炎 51	パルスオキシメーター	24
	十二指腸潰瘍	28	中切歯切縁半月状切痕 42	反復唾液飲みテスト（RSST）	
	出血傾向	26, 30, 33, 70, 74	蝶形骨洞 64		61
	出血時間	33	て▶ 低血圧症 16	ひ▶ ビスホスホネート（BP）製剤	
	授乳期	51	テタニー（痙直） 16		36, 58
	上顎洞	64	鉄欠乏性貧血 56	ビタミンK	23
	上顎洞炎	64	デノスマブ 59, 60	ヒダントイン歯肉増殖症	49
	硝酸イソソルビド	11	てんかん 47	日和見感染	33
	掌蹠膿疱症	39, 41	電気メス 18	ピロリ菌	28
	小児喘息	24	と▶ 糖尿病 20	頻脈	14, 24
	初期硬結	42	糖尿病性神経障害 20	ふ▶ フードテスト	62
	食物アレルギー	41	糖尿病性腎症 20	副鼻腔炎	64
	食物依存性運動誘発性	41	糖尿病性網膜症 20	浮腫	29
	徐脈	14	吐血 28	不正咬合	49
	腎炎	29	特発性血小板減少性紫斑病	不整脈	14
	心筋梗塞	12	70, 74	プロトロンビン時間	35
	人工唾液	57	な▶ 内耳性難聴 42	へ▶ ペースメーカー	18
	人工透析	31	に▶ 二次性高血圧 8	ヘパリン	31
	人工弁置換術	17	二次性ショック 16	変形性骨炎（骨ページェッ	
	腎性高血圧	29	ニトログリセリン舌下錠 10, 13	ト病）	58
	心房細動	14	ニューモシスチス（カリニ）	弁膜疾患	17
す▶	スキャンドネスト		肺炎 44	ほ▶ 母子感染	42
		13, 15, 69	尿毒症 29	保湿剤	57
	すくみ足	50	妊娠合併症 51	本態性高血圧	8
	スタンダードプリコーション		妊娠初期 51	ま▶ 慢性関節リウマチ	36
		26, 34	妊娠性エプーリス 51	慢性腎臓病（CKD）	29
	ステロイドカバー	25, 36	妊娠性歯肉炎 51	み▶ 味覚障害	57
	ステロイド剤	24, 25	妊娠中期 51	め▶ 迷走神経反射	16
せ▶	精神症状	50	認知症 49	メトトレキサート	37
	成人T細胞白血病	33, 34	妊婦 51	や▶ 夜間胸内苦悶	10
	摂食嚥下障害	61	の▶ 脳梗塞 19	薬剤による止血法	70
	接触皮膚炎	40	脳出血 9, 19	薬物アレルギー	38
	舌痛症	56	脳性麻痺 49	ら▶ ラテックスアレルギー	40
	全身性エリテマトーデス	40	脳卒中 18	り▶ リドカイン	69
	全身的止血剤	70	脳貧血 16	れ▶ レオ	69
	喘息発作	24	は▶ パーキンソン症候群 50	わ▶ ワーファリン	13
	先天性心疾患	16	徘徊 49		
	先天性梅毒	42	梅毒 42	記号▶ β_2アドレナリン受容体刺	
	前頭洞	64	バセドウ病 23	激薬	24
た▶	唾液促進剤	40	白血病 33		

■ 熊本市歯科医師会 学術委員会

大塚昭彦　村上 慶　清水幹広　関 光輝
入佐弘介　山口英司　久木田 大

■ 編集協力

伊東隆利（伊東歯科口腔病院 理事長）
中島 健　（国立病院機構熊本医療センター　歯科口腔外科 部長）
清村正弥（清村歯科医院／前熊本市歯科医師会 会長）
小野秀樹（小野歯科医院／前熊本市歯科医師会学術担当理事、現熊本市歯科医師会常務理事）

改訂 チェアーサイドの有病者歯科治療ガイドブック

発行日	2015年3月1日　第1版第1刷
編　集	一般社団法人 熊本市歯科医師会 学術委員会
発行人	湯山幸寿
発行所	株式会社デンタルダイヤモンド社
	〒113-0033 東京都文京区本郷3-2-15 新興ビル
	電話 = 03-6801-5810 (代)
	http://www.dental-diamond.co.jp/
	振替口座 = 00160-3-10768
印刷所	株式会社エス・ケイ・ジェイ

落丁、乱丁本はお取り替えいたします

●本書の複製権・翻訳権・上映権・譲渡権・公衆送信権（送信可能化権を含む）は㈱デンタルダイヤモンド社が保有します。
● JCOPY 〈㈳出版者著作権管理機構 委託出版物〉
本書の無断複写は著作権法上での例外を除き禁じられています。複写される場合は、そのつど事前に㈳出版者著作権管理機構（TEL：03-3513-6969、FAX：03-3513-6979、e-mail：info@jcopy.or.jp）の許諾を得てください。